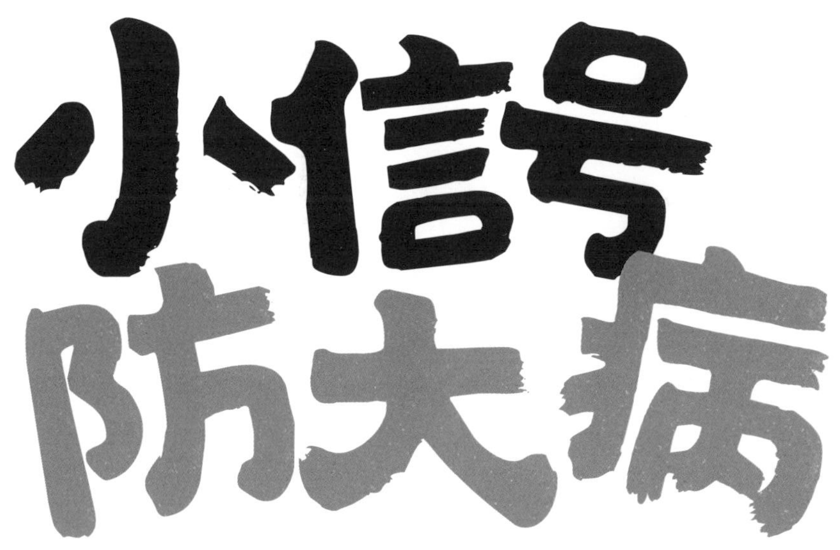

小信号防大病

杨力 编著
中国中医科学院教授、博士生导师
中央电视台《百家讲坛》特邀专家

中国轻工业出版社

图书在版编目（CIP）数据

小信号防大病 / 杨力编著. —北京：中国轻工业出版社，2019.1

ISBN 978-7-5184-2142-8

Ⅰ. ①小… Ⅱ. ①杨… Ⅲ. ①养生（中医）Ⅳ. ① R212

中国版本图书馆 CIP 数据核字（2018）第 238448 号

责任编辑：付　佳　王芙洁

策划编辑：翟　燕　付　佳　王芙洁　　责任终审：张乃柬　　封面设计：杨　丹

版式设计：悦然文化　　责任校对：李　靖　　全案监印：张京华

出版发行：中国轻工业出版社（北京东长安街 6 号，邮编：100740）

印　　刷：艺堂印刷（天津）有限公司

经　　销：各地新华书店

版　　次：2019 年 1 月第 1 版第 1 次印刷

开　　本：720×1000　1/16　印张：13

字　　数：230 千字

书　　号：ISBN 978-7-5184-2142-8　定价：48.00 元

邮购电话：010-65241695

发行电话：010-85119835　传真：85113293

网　　址：http://www.chlip.com.cn

Email：club@chlip.com.cn

如发现图书残缺请与我社邮购联系调换

170169S2X101ZBW

序

小信号为何能防大病

早在两千多年前,《黄帝内经》就提出“上工治未病”,治未病的主要思想就是未病先防、既病防变,目的在于防微杜渐。《易经》强调“知几”,指出:“几者,动之微,吉凶之先见者也。”其深意就是要我们知“千里之堤,溃于蚁穴”,就是警示人们要见微知著。疾病也一样,细微之处见本质,即使是小的信号,也可能是大病的反映,让人体亮起红灯,所以不能轻视小信号。

人体是一个神奇的构造,内外都有着周密的信号站,一旦有病变就会发出信号以引起人的警觉,所以小信号能防大病。

本书全方位地讲述了各种大病向人体发出的求救信号,帮助人们提高警惕、采取措施、小病早治、大病先防。

杨力

2018.11 于北京

目录

Chapter 1

大病来临前，身体会报警

注意倾听身体的声音 14

- 症现于四肢五官，病存于五脏六腑 14
- 对身体不适既要重视又要藐视 15
- 与自己身体对话 16

清晨出现的疾病信号 17

- 头晕　颈椎骨质增生、血黏度增高 17
- 清晨僵硬　类风湿性关节炎 18
- 浮肿　提示肾脏病变 19
- 心悸、口渴、饥饿　提示有患糖尿病的可能 20
- 勃起障碍　警惕心脏病 21

警惕睡眠中的疾病信号 22

- 打鼾　警惕睡眠呼吸暂停综合征 22
- 无法控制的流口水　中风的前期表现 24
- 背痛　炎症或肿瘤 25
- 大脚趾疼　警惕痛风 26
- 尿频、多尿　前列腺增生 28
- 盗汗　激素紊乱、阴虚内热 30

Chapter 2

五官不舒服，到底是哪里出了毛病

观面色，预知疾病原来这么简单 32

- 脸色苍白　体质差的表现 32
- 脸色潮红　多与热证有关 33
- 脸色青紫　拉响心脏、肝脏警报 34
- 脸色发黄　脾虚的表现 35
- 脸色晦黯发黑　毒瘀、肝毒、肾毒、癌毒 36

眼睛是透视健康的窗口 37

- 眼睛为脏腑精气的汇聚之所 37
- 常流泪　预警眼疾 38
- 眼睛发花、眼干、看不清、畏光　干眼症 39
- 眼红、奇痒、异物感　结膜炎 40
- 看电脑时眼睛灼痛　电脑视觉综合征 41
- 眼睛分泌物增多　针眼 42
- 眉毛脱落　警惕甲亢或甲减 43
- 眼睑处长黄斑　胆固醇过高 44

嘴唇是健康与否的信号灯 45

- 嘴唇淡白色　气血不足 45
- 嘴唇紫色　血瘀气滞、心脏病 46
- 嘴周皮肤泛黑　体内湿气重 47
- 嘴唇干枯　脾虚脾萎 48

舌头反映健康状况 49

- 舌尖上的健康 49
- 舌质暗红或有瘀斑　气血运行不畅 50
- 舌头发麻　血黏度过高 51
- 舌苔厚、有齿痕　脾胃不调 52
- 舌苔变白　气血不足 53

听听耳朵的健康诉说 55

- 耳朵像一个倒立的人 55
- 耳鸣　警惕耳部疾患 57
- 耳朵血管充盈、扩张　心肺功能异常 59
- 耳内流脓　中耳炎 61

看头发，解读身体健康密码 62

- 白发位置预示健康状况 62
- 头发稀疏、脱落　警示内分泌紊乱、肾虚 63
- 头油　湿毒、激素高 64

Chapter 3 四肢小信号是全身疾病的“放大镜”

掌中健康信号 66

- 手是一个站着的人 66
- 手温高低辨寒热 68
- 手指疼痛　提示内脏出问题 69
- 掌纹紊乱　提示亚健康 70

两臂窥知体内疾病 71

- 两臂上运行的经脉 71
- 两臂酸痛、发麻　提示中风 72
- 两臂血压差　心脑血管疾病的“预警器” 73

脚是健康的晴雨表 74

- 脚是一个躺着的人 74
- 脚是人体的“第二心脏” 76
- 不正确的走路姿势　可能是腰椎间盘突出的信号 78
- 脚麻　中风偏瘫的信号 79
- 血管凸起呈紫色　提示静脉曲张 80
- 足部久痛、冰冷　糖尿病或甲减的信号 81
- 足背部隆起　泌尿系统结石 82

Chapter 4 身体是否健康，查“便”观色就知道

大便是消化道的一面镜子 84

- 正常大便是什么样子 84
- 柏油样便　胃溃疡 85
- 血便　分清是痔疮还是肠癌 86
- 水样便　肠道传染病、细菌性食物中毒 87
- 脂肪便　警示胰腺疾病 88
- 便秘　不仅仅提示消化系统疾病 89

读懂小便里的健康信号 91

- 健康的尿液什么样 91

- 怎样从尿液里发现疾病的蛛丝马迹 92
- 尿液呈酱油色　提示肾脏疾病 93
- 尿黄像浓茶　提示肝有问题 94
- 尿液泡沫多、有异味、蛋白尿　前列腺炎或肾炎 95
- 血尿　肉眼看得见的要排查癌 96

白带——妇科病“情报员” 97

- 正常白带的性状 97
- 如何自测白带异常 98
- 白带异常的调理 100

Chapter 5 疼痛是身体的求救信号，要学会喊痛

疼痛是身体在报警，不能忍 102

- 头痛　有些头痛会要命，必须及时就医 102
- 牙疼　与全身多种疾病隐患息息相关 104
- 喉咙痛　超过 3 周，应尽快就医 106
- 颈椎痛　不一定是颈椎病 108
- 胸痛　只要是突发性的，最好立即就医 110
- 腹痛　不同部位可能与不同脏器病变有关 112
- 肩背痛　未必就是肩膀的毛病 114
- 腰痛　发作时间能助你找出“罪魁祸首” 116
- 膝关节痛　“疼到骨头”不可忍 118

有些疼痛惹不起，预示病情很严重 119

- 不是所有疼痛都能自己动手止痛 119

- 持续疼痛　可能是患癌信号 120
- 节律性疼痛　消化性溃疡的信号 121
- 心脏的某些疼痛粗心大意不得 122
- 宫外孕引发的腹痛要马上就医 124
- 胰腺疾病的疼痛不可小觑 125
- 结石虽然不致命，疼起来却要命 126

Chapter 6 测量生命体征，别让慢性病陪着你慢慢变老

测量体重：看不见的胖最危险 128

- 体重指数并非越低越好，靠近中间最佳 128
- 腰围大于臀围，慢性病的高危因素 130
- 体重正常≠体脂量正常 133
- 瘦人警惕“外瘦内胖” 134
- 半年内体重大幅减轻不可忽视 135

基础体温：预报身体好坏 136

- 体温 37.5℃以上为发热 136
- 发热超过 40℃，赶紧去医院 137
- 体温变化，女人特有的“天气预报” 138
- 长期低热当心隐藏重大疾病 140
- 五心发热　阴虚内热 141

测量血压：小于 120/80 毫米汞柱最理想 142

- 血压不比血糖，控制可以“理想化” 142
- 得高血压会有啥征兆 144

- 血压升高，冠心病的独立致病因素 145
- 血压不达标，血糖也是大隐患 146
- 血压偏高人群，警惕迅速发展为高血压 147
- 轻度高血压人群，管住嘴、迈开腿 148

测量血糖：不过高也不过低 150

- 血糖在什么水平算正常 150
- 你是不是糖尿病高危人群 152
- 空腹血糖≥ 6.1 毫摩 / 升，警惕血管病变 153
- 什么是糖尿病前期 154
- 得糖尿病会有啥征兆 156

数脉搏：防心脏病变 157

- 早起脉搏 60 ~ 90 次 / 分钟 157
- 心跳快，需区别对待 159
- 得心脏病会有啥征兆 160
- 最佳心率，让运动安全又有效 161

Chapter 7 **自查癌症，一辈子不得癌并不难**

预防肺癌 164

- 发现肺癌，看懂“求救信号” 164
- 吸烟者更需防肺癌 165
- 遏制肺癌，从远离雾霾入手 166

- 阻挡肺癌的明星食物 167
- 预防肺癌 3 分钟小动作 168

预防乳腺癌 170

- 乳腺癌的早期信号 170
- 乳房的正确自我检查手法 171
- 有抑郁倾向者更需防乳腺癌 172
- 阻挡乳腺癌的明星食物 173
- 预防乳腺癌 3 分钟小动作 174

预防胃癌 176

- 胃癌的早期信号 176
- 从胃炎到胃癌有多远 177
- 正视幽门螺杆菌感染 178
- 阻挡胃癌的明星食物 179
- 预防胃癌 3 分钟小动作 180

预防淋巴癌 182

- 淋巴癌的早期信号 182
- 阻挡淋巴癌的明星食物 183
- 预防淋巴癌 3 分钟小动作 184

预防肝癌 186

- 肝癌的早期信号 186
- 阻挡肝癌的明星食物 187
- 预防肝癌 3 分钟小动作 188

预防宫颈癌 190

- 宫颈癌的早期信号 190
- 阻挡宫颈癌的明星食物 191
- 预防宫颈癌 3 分钟小动作 192

预防卵巢癌 194

- 卵巢癌的早期信号 194
- 阻挡卵巢癌的明星食物 195
- 预防卵巢癌 3 分钟小动作 196

预防子宫内膜癌 198

- 子宫内膜癌的早期信号 198
- 阻挡子宫内膜癌的明星食物 199
- 预防子宫内膜癌 3 分钟小动作 200

预防大肠癌 202

- 大肠癌的早期信号 202
- 阻挡大肠癌的明星食物 203
- 预防大肠癌 3 分钟小动作 204

预防甲状腺癌 206

- 甲状腺癌的早期信号 206
- 阻挡甲状腺癌的明星食物 207
- 预防甲状腺癌 3 分钟小动作 208

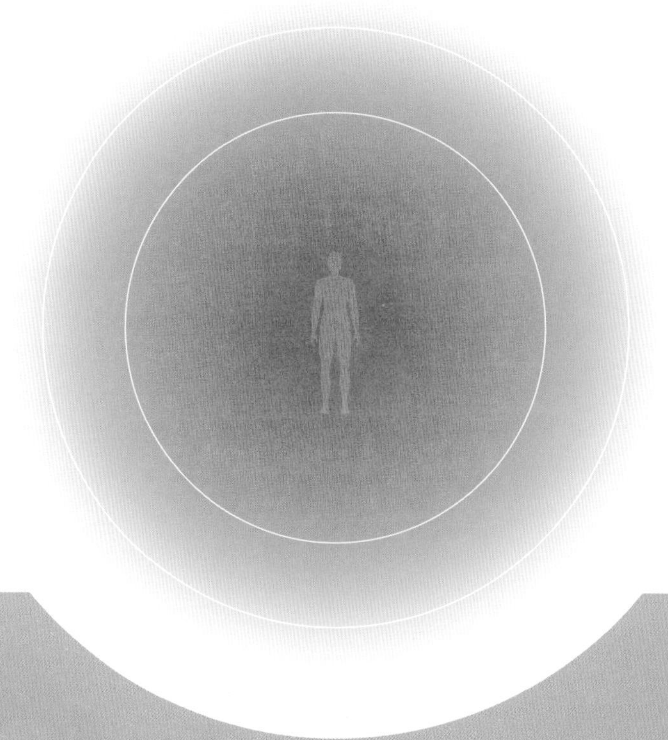

Chapter 1

大病来临前，身体会报警

注意倾听身体的声音

症现于四肢五官，病存于五脏六腑

对于病与症的关系，可以概括为：“症现于四肢五官，病存于五脏六腑。”换句话说，症只是病的表现形式。实际上，人体内脏的疾病，在外表都存在着各种症状，一个好的医生不一定需要仰赖太多的仪器，就能从患者的各种细微症状中读出完整的健康状况。随着社会的进步，这些简单解读症状的知识也应该成为人们生活中的常识。

中医不讲“头痛医头，脚痛医脚”

中国人常常用“头痛医头，脚痛医脚”来形容蹩脚的大夫。如果以这种办法来治病，往往给身体留下无穷的后患。以最常见的感冒为例，打喷嚏、流鼻涕时，医生断定是鼻子发炎，马上开抗生素；发热就给退烧药，咳嗽就给止咳药。常常是症状缓解或消失了，疾病却反反复复。

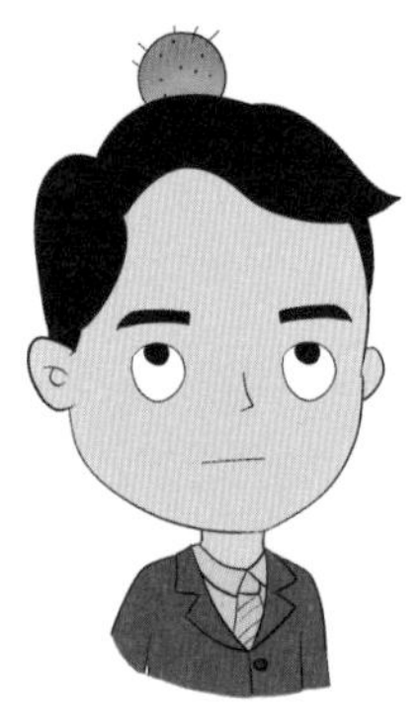
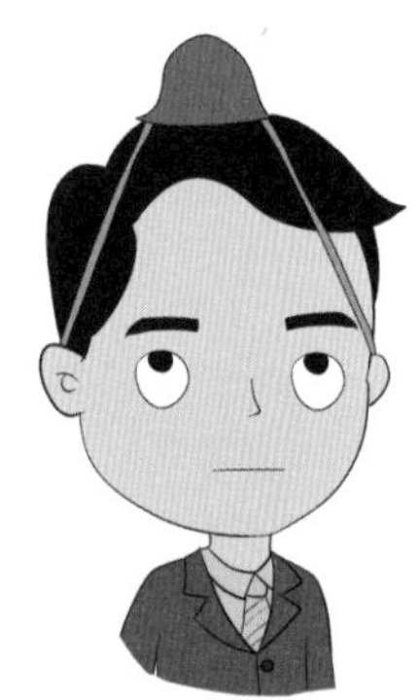

中医认为，头痛不仅要治疼痛部位，还要兼顾身体全局。“头痛医头，脚痛医脚”，只能解燃眉之急，一般难以根治，稍不注意，又会复发。中医治病讲究整体观，治标又治本

“病”和“症”需分清

中医把“病”和“症”分得很清楚，所有四肢五官的症，都会归纳为五脏六腑的病。简单地说，好的医生必须有能力从患者四肢五官的症状读出他在五脏六腑里的病，治疗时对症下药不如对病下药来得有效。

对身体不适既要重视又要藐视

对于不舒服，不仅要消除疾病的症状，还要透过症状找出疾病的真正原因。建立起健康的生活方式，消除疾病的可控因素，这才是治疗的真正目的。这就要求我们对待身体不适有一个正确态度——战术上重视它，战略上藐视它。我们绝不冤枉一个良性身体不适症状，但也绝不放过一个恶性身体不适症状。

有些病不需要过度担心和治疗

生活中“小病乱投医”的人实在不少，其实，有些病是不需要治疗的。比如，慢性前列腺炎患者中，只有不到10%由感染引起，大多数病因并不很明确，没有严重症状，不必过分担心。如果过度使用抗生素或插管治疗，反而会引起感染。所以，如果没有明显尿频、尿急、尿痛等症状，可定期查体，避免久坐，多做有氧运动，杜绝辛辣饮食。

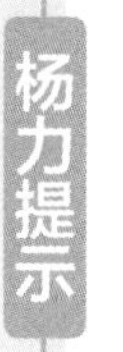

身体不适该怎样对待

- 要认真对待，查明原因。自己要查，还要找医生查。
- 不要乱投医，一定要去正规的医院检查和治疗。
- 加强身体锻炼，适量运动，以促进身体康复。
- 合理膳食，加强营养，戒除不良的生活习惯。

重视体内警卫部队——免疫系统

一个人是否健康，很大程度上取决于人体内部免疫系统的功能是否正常，正如一个国家的安全要靠军队和警察来维护一样。人体的免疫部队不断抵御外来病菌和各种有害物的入侵，并消除体内病变，使人体平安无恙。人在生病时或过度疲劳时都会感到困倦思睡，这就是自愈力的一种选择。所以，无论有病没病，都要维护好免疫系统。

与自己身体对话

与身体对话就是倾听疾病要告诉你什么。听懂由症状传递的语言，才能听到身体深处的声音。

读懂症状的语言

一个人身体出现不适或得了病，症状就会把这种不适或疾病告诉我们，唤起人们的注意，起的作用如同信号、信息和语言。

症状存在着个体差异，特定的人有特定的症状语言，但它又显现一些普遍规律（可以理解为是它的语法）。弄懂这种语言，反观并分析症状出现那段时间的生活、事件、思想、心理，进而明白“症状阻止和强迫我干什么”，以养成健康的生活方式。

症状的表现急缓不同

症状的表现急缓不同，受一些事件影响而出现的急性症状，容易引起人们的重视，而对一些与长年累月形成的生活习惯、行为模式、思维方式有关的症状语言，人们却极易忽视。这些习以为常却容易被忽视的信号恰恰是与身体对话的重点。

杨力提示

我对大家的健康忠告

- 40 岁之后，每年体检一次，包括妇科和男科的检查。

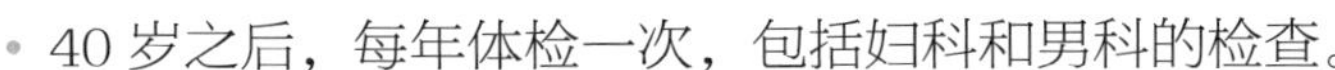

- 了解各种疾病的风险因素，除了年龄、性别、家族史这些没法改变的因素之外，尽量控制可控因素。
- 在身体出现任何明显功能下降或体能下降的时候，积极寻找原因，采取措施尽快恢复。如果无法恢复，则要做全面检查，尽早发现疾病的萌芽。
- 不仅检查常规指标，最好检查一些与疾病危险关系更为直接的指标，比如肿瘤标志物、载脂蛋白等。

清晨出现的疾病信号

头晕　颈椎骨质增生、血黏度增高

头晕是生活中常见的不适，几乎每个人都经历过。引起头晕的原因有很多，病灶不一定在脑子里，除了常见的脑缺血外，颈椎病、糖尿病等疾病都会引起头晕。既然头晕的病因如此复杂，该如何区分呢？

健康隐患信号灯

- **颈椎骨质增生：**因颈椎骨质增生可能压迫椎动脉，影响脑供血。
- **血黏度增高：**血黏度增高时，血流减慢，血氧含量下降，大脑供血供氧不足，加之血黏度的高峰值一般在早晨出现，所以早晨更容易出现头晕的症状。
- **高血压：**如果头晕表现为“忽悠一下”，面红发热，头重脚轻，伴有脖子发僵时，首先考虑是高血压导致的头晕。此时最好测一下血压。

大病信号站

当出现持续或反复发作的头晕时，如果分不清是哪种类型的头晕，可先到神经内科就诊，让医生帮忙分析病情。

如果转动头颈部会引起头晕，常伴有颈部和肩膀酸痛，转头时颈部“嘎嘎响”，局部按压有痛感，手臂时常发麻。这种头晕，要去骨科就诊。

你应该这么做

1. 糖尿病合并高血压的患者，可能会因为低血糖或血糖急剧升高而出现头晕表现，所以要及时去医院明确诊断。

2. 每天用食指按揉两眉间印堂穴（当两眉头间连线与前正中线之交点处）3 ～ 5 分钟。

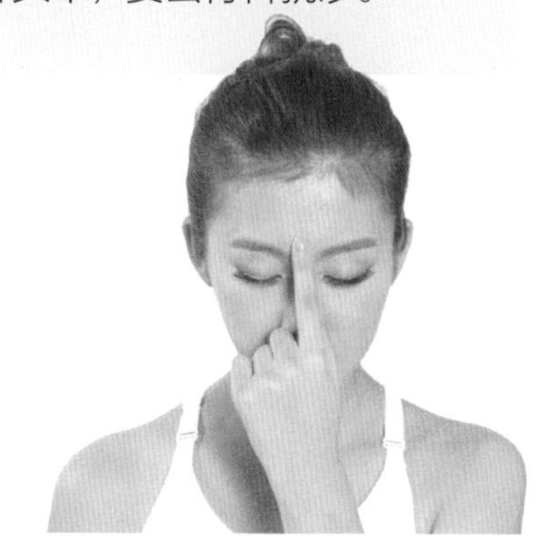

按揉印堂穴

清晨僵硬　类风湿性关节炎

清晨僵硬是类风湿性关节炎的症状，简称“晨僵”，现在类风湿性关节炎的诊断标准中将晨僵作为主要指征之一，可见其意义重大。晨僵有时不一定仅限于手部，其他关节和肌肉也可出现。晨僵时间越长，表明病情越严重。

健康隐患信号灯

- **类风湿性关节炎：**早晨起床感到手指僵硬，不能握紧拳头，活动不便，有时手指关节发生绞锁的现象，必须长时间活动才会渐渐缓解。
- **强直性脊柱炎：**晨僵，早起后出现腰部僵硬，活动后才会减轻。

大病信号站

晨僵至少 1 小时，症状持续超过 6 周，应考虑类风湿性关节炎的可能。出现长期不明原因的疼痛，包括关节、颈肩、腰背、足跟等处，或伴有关节的肿胀，最好到风湿科检查一下。

你应该这么做

1. 注意避免受寒、受冻、受潮，避免用冷水洗浴、洗衣、洗菜。

2. 建议腿不好的老人尽量减少爬楼频率，如果必须要上下楼梯，最好把握“好上坏下”的原则：上楼时膝关节健康的那侧腿先迈出，有助于利用好腿支撑身体，减轻另一侧膝关节的受损程度；下楼时先挪动疼痛的那侧腿，前脚掌先着地，然后再全脚掌着地，有助于缓冲膝关节的压力，这时，健康的那侧腿还能提供一定的支撑力。

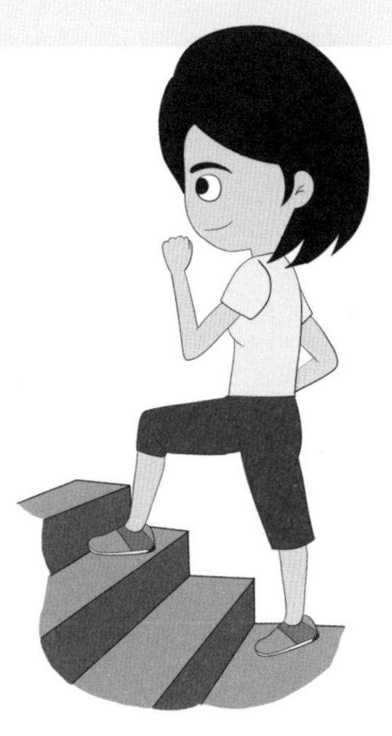

爬楼梯的时候，膝关节不要超过脚尖

浮肿　提示肾脏病变

一般健康人在早晨醒后也可能出现极轻度的浮肿，但起床活动后浮肿现象在 20 分钟内可消退。如果清晨浮肿以头面部为主，特别是眼睑浮肿明显，提示肾脏病变。

健康隐患信号灯

- **肾脏病变：**如果清晨浮肿以头面部为主，特别是眼睑浮肿明显，提示肾脏病变。
- **心脏病：**引起的浮肿以全身浮肿、下肢浮肿为主，且起床活动后浮肿不见消失。
- **脾虚：**脾虚导致的水肿尤其体现在腿部，按下凹陷不易恢复、不爱吃东西、饭后腹胀、脸色灰暗、神疲肢冷、小便减少。
- **贫血：**贫血者可伴有清晨浮肿，但浮肿程度相对轻。

大病信号站

糖尿病患者由于大量的血糖从肾脏滤过，从而加重了肾脏负担，使肾小球滤过度下降、肾功能不全，因而会像肾炎那样发生浮肿，常有眼睑、脸面及下肢浮肿等，建议进一步检查。

你应该这么做

1. 肾不好的人，建议每天睡前用拇指按涌泉穴（在足底，屈足卷趾时足心最凹陷处）100 次。经常按摩此穴，可以补肾气，调节脏腑功能，从而强身健体。

2. 脾虚导致的水肿，饮食上可多吃红豆、黑豆、薏米、山药、芡实、牛肉、红枣、胡萝卜、土豆等补脾食物，建议把薏米、山药、芡实放一起熬粥，每天早上喝一碗。同时，忌食苦瓜、冬瓜、黄瓜、芹菜等易伤脾气的食物。

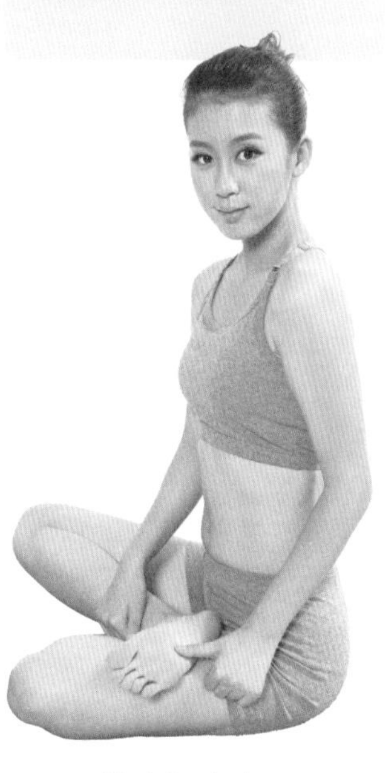

按摩涌泉穴

心悸、口渴、饥饿　提示有患糖尿病的可能

凌晨刚醒便感到饥饿难忍、心慌不适、疲乏无力，吃些食物后，症状有所缓解，但仍有口渴思饮情况。这些提示有患糖尿病的可能，因为糖尿病患者的血糖调控失调，往往在清晨容易发生血糖浓度骤变。

健康隐患信号灯

临床上将发生的清晨饥饿、心慌、口渴等症状称之为糖尿病“黎明现象”。黎明现象是指糖尿病患者在黎明时（晨5～8时）出现高血糖现象。正常人不论白天黑夜，只要血糖高，就会分泌胰岛素，所以黎明时血糖不易升高。而糖尿病患者则不同，黎明现象是判断糖尿病的一个重要依据。

大病信号站

血糖高者出现心慌、心悸、饥饿、无力、皮肤苍白、出汗等表现，应考虑低血糖的可能。一旦发生低血糖，应立即食用糖果、饼干等，以缓解低血糖症状。

你应该这么做

调整饮食结构对减轻饥饿感有一定的帮助。应多吃低热量、大体积的食物，如黄瓜、大白菜、豆芽、菠菜、冬瓜、南瓜、青椒、莴笋、茄子、菜花以及菌藻类等；多选用粗杂粮代替细粮，如红豆粥、荞麦面、三合面馒头、玉米面发糕等。注意少食多餐，避免血糖波动。

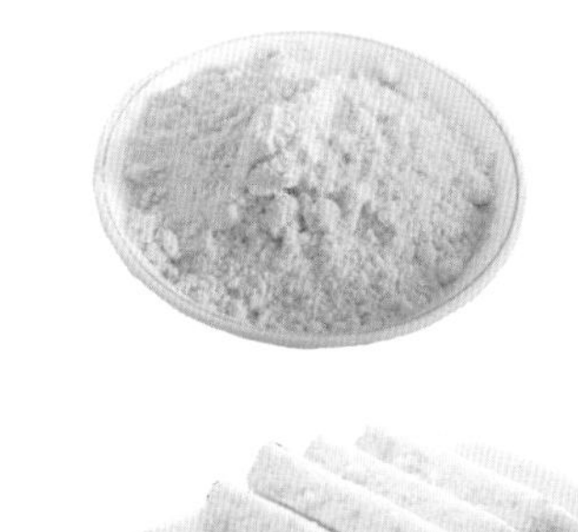

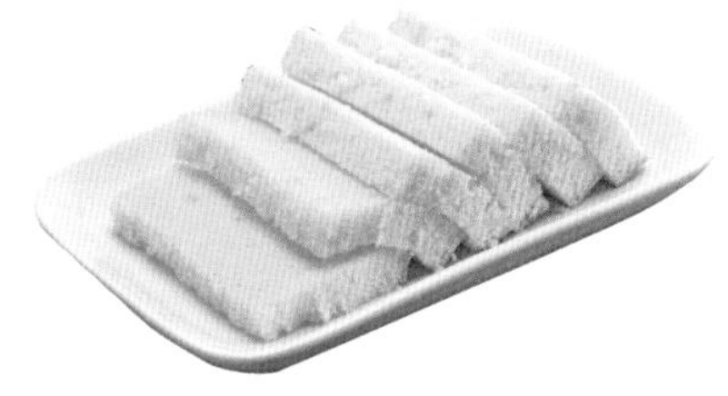

用粗杂粮代替细粮

勃起障碍　警惕心脏病

医学上，晨勃是指男性在清晨时阴茎无意识状态下的自然勃起，一般不受情景、动作、思维的控制。现代医学发现，晨勃是心血管健康的晴雨表，因为身体需要良好的血液供应，阴茎才能顺利勃起。

健康隐患信号灯

- **心脏病：**晨勃多从青春期开始，在20～30岁时，勃起次数最多，中年后随着年龄增加、身体衰老会逐渐减少。勃起功能障碍往往是心脏病的早期预警信号。研究发现，2/3的男性心脏病患者存在勃起功能障碍。

大病信号站

男性一旦出现无法勃起的情况，应尽快去正规医院的泌尿外科或男科就诊。出现晨勃障碍的男性，如果自身存在高血压、心脑血管疾病、糖尿病等高危因素，最好再去心内科做进一步检查和治疗。

你应该这么做

1. 睡眠不足、过度疲劳、情绪不佳也可影响晨勃。如果晨勃或者夜间勃起减退，应及时查找原因。

2. 仰掌，前臂内侧，腕横纹上2寸，掌长肌腱与桡侧腕屈肌腱之间即是内关穴。中医认为“心胸寻内关”，是说此穴具有益心气、宽胸膈的功效，凡心胸诸症（如心痛、心悸、胸闷、胸痛等）用此穴都有较好的防治作用。以右手拇指按压左手内关穴，食指托住外关穴（在手背面，与内关穴相对），两指相互按压，一捏一松50下，换另一侧重复50下，对心脏有保健作用。

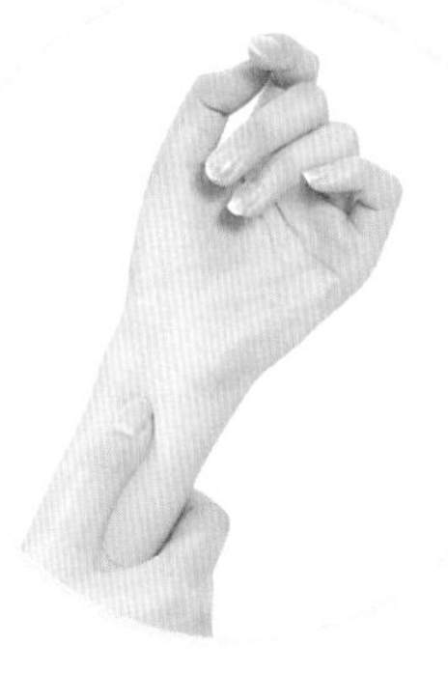

按压内关穴

警惕睡眠中的疾病信号

打鼾　警惕睡眠呼吸暂停综合征

打呼噜，很多人认为是很正常的现象，甚至认为打呼噜是睡得香、睡得好的表现。其实打呼噜是健康的一个隐形杀手，是威胁人体健康的重要因素之一。

健康隐患信号灯

- **睡眠呼吸暂停综合征：**在打呼噜期间伴有反复的呼吸停止，会造成大脑皮质的反复觉醒，引起血液内氧含量降低，造成大脑、心脏等重要器官慢性缺氧，这时候打呼噜就不是正常现象了，被称为睡眠呼吸暂停综合征。长期的慢性缺氧可诱发高血压、心律失常、心肌梗死、心绞痛发作。如果打鼾者晚上睡觉时出现呼吸暂停，且暂停时间超过 10 秒，就必须提高警惕。
- **鼻腔疾病：**如鼻中隔弯曲、鼻息肉等鼻部疾病可引起鼻腔狭窄，鼻咽平面堵塞；咽部扁桃体的肥大增生、舌根肥厚也可引起气流的堵塞。

大病信号站

做过睡眠呼吸监测的人就会知道，如果一晚打鼾几百次，鼾声超过 60 分贝（隔室可闻）且不规律，时断时续，声音忽高忽低，就需要警惕。因为此时呼吸有可能就会悄无声息地暂停，脑部、心脏等问题随之而来。

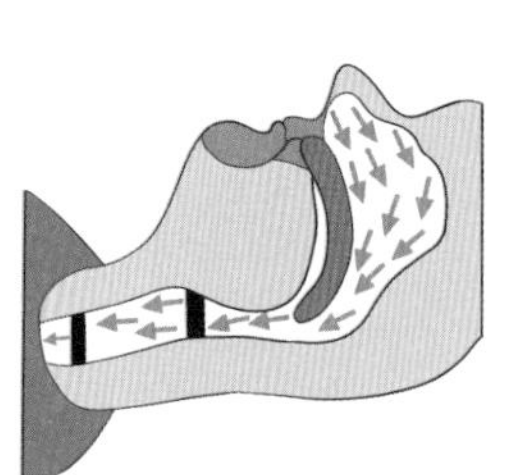

正常气道

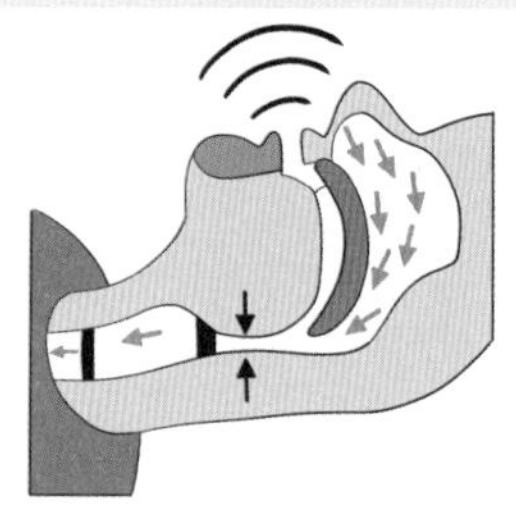

上气道部分阻塞造成打鼾

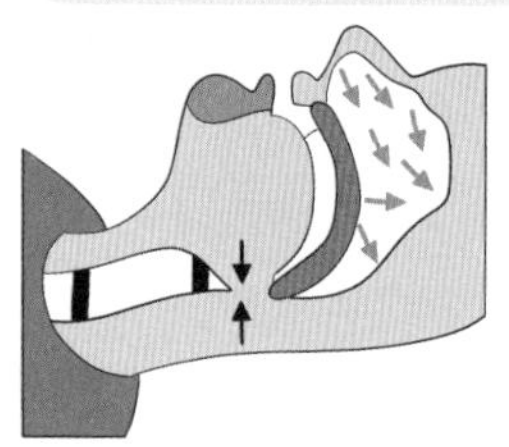

上气道完全阻塞，造成阻塞性呼吸暂停

你应该这么做

1. 一些生活习惯的改变有利于缓解睡眠呼吸暂停综合征，例如采取侧卧位睡眠，可以减轻或防止咽腔部软组织和舌根的后坠，从而有助减轻鼾声并预防呼吸暂停。

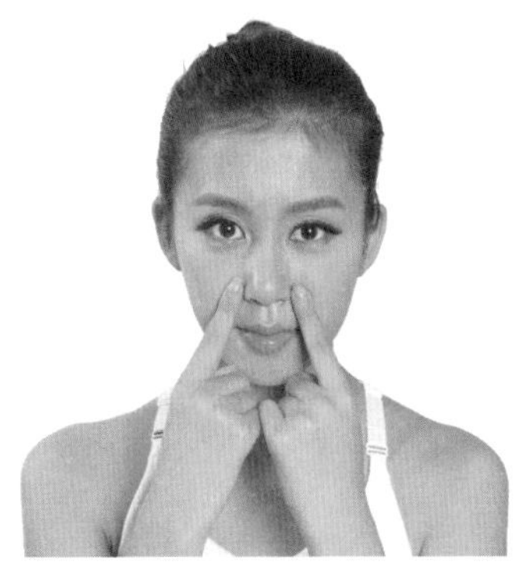
按摩迎香穴

2. 肥胖者更易因咽喉腺样体肥大阻塞气道，进而影响睡眠，下巴短者更易中招。所以肥胖者应减肥，一方面要减少热量的摄入，另一方面要多进行有氧运动。

3. 用指尖点压按摩迎香穴（位于面部，在鼻翼外缘中点，鼻唇沟中），右侧迎香穴沿顺时针方向、左侧沿逆时针方向刺激，每次1～2分钟，每天3～5次，可补肺气，缓解打鼾。

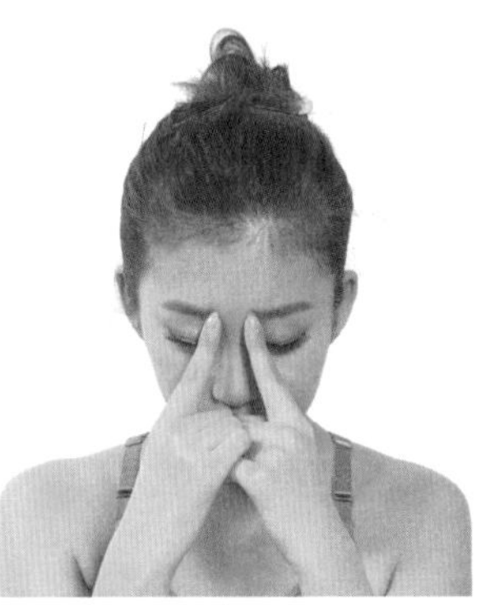
按摩攒竹穴

按摩攒竹穴：从攒竹穴（在面部，眉毛内侧边缘凹陷处）向下，沿鼻外侧到鼻翼，上下反复按摩，每次1～2分钟，每天3～5次。

杨力提示

半梦半醒——睡眠呼吸暂停

大脑中负责意识的部分区域在浅睡眠状态依然可以工作，甚至可以说话、起身，但并没有完全清醒，处于半梦半醒的状态。这种情况如果在晚上频频发生，则可能是睡眠呼吸暂停等睡眠问题的表现。

睡眠呼吸暂停综合征是指每晚连续7小时睡眠中，呼吸暂停反复发作30次以上或睡眠呼吸紊乱超过5次/小时以上。患者一般有以下特征：体重超标≥20%；长期大量饮酒和（或）服用催眠药物；重度吸烟；有家族史。

注：标准体重估测法：身高（厘米）－105=标准体重（千克）

无法控制的流口水　中风的前期表现

对于流口水，有些人总是用手一抹了事，其实习惯性流涎很可能存在疾病隐患，尤其是老年人更应注意。如果突然出现无法控制的口水直流，最好尽快就医。

健康隐患信号灯

- **中风：**在中风（即脑卒中）发生之前，常会出现一些先兆症状，这些症状比较轻微，且持续时间短暂，容易被忽视。如果睡着后流口水，且晨起后对着镜子笑，发现有口角歪斜或头痛等症状，意味着中风的可能性较大。
- **脑血栓：**如果老年人睡觉时经常流口水，可能是患了脑血栓。因为脑血栓多会造成口咽局部肌肉无力或功能不协调，进而出现吞咽或嘴唇闭合功能障碍，当老年人发生脑血栓时，会出现不由自主流口水的情况。脑血栓引起的流口水，往往还会伴有嘴角歪斜、言语不清、手脚麻木、无力等。

大病信号站

如果老年人睡觉时爱流口水，虽然没有口角歪斜、眼睛闭合不严等症状，也应当尽快去医院检查。重点检查是否存在“三高”，做颈动脉筛查，如果颈动脉超声没有问题，颅内动脉还可能存在问题，需要根据医生的危险因素评定来选择筛查项目。尤其是吸烟者，最好查查颅内血管是不是有问题，可以做 CT 血管检查。

你应该这么做

1. 控制“三高”。高血压、糖尿病和血脂异常患者，要注意养成健康的生活习惯，不要熬夜或过度疲劳，应坚持按时服药、定期门诊复查。

2. 老年人在日常生活中可有意识地多使用左手和左脚，多活动左侧肢体，能增强大脑右半球血管神经功能，有助于预防中风。

背痛　炎症或肿瘤

人体脊椎有 30 节椎体，它支撑着人的身体，保护内脏、脊髓、神经，让人能够完成绝大多数的动作。这 30 节脊椎就像一座 30 层的高楼大厦，背痛可能导致这座大厦面临着倒塌的危险，尤其是夜间背痛。

健康隐患信号灯

- **炎症：**因为关节疼痛而惊醒，原因是人体内炎症化学物质在夜间 11 点至凌晨 3 点间最活跃。
- **脊椎肿瘤：**如果夜间疼痛加剧，经常疼醒，可能是肿瘤压迫脊椎。无论任何年龄段，都要警惕脊椎肿瘤的危害。一旦出现后背剧烈疼痛，口服止痛药不能缓解，就要及时就医。

大病信号站

当出现手脚麻木等异常情况，或是脊椎畸形，甚至局部有肿块，腰背部早晚不痛半夜痛，这样的腰背痛就应该特别注意。骨癌有个特征，就是在疼痛处轻轻敲击，疼痛会加剧。这与腰肌劳损、腰椎间盘突出等经过推拿敲击后感觉舒适刚好相反。

你应该这么做

1. 床垫太硬或太软容易导致后背痛。躺下后，脊椎与床垫空隙太大，说明床垫太硬；而无法塞进手指，则说明床垫太软。枕头宜选择高度适中、软硬舒适、透气性好的。

2. 饮食上可多吃强骨、解痉的食物，如牛奶、豆腐、海带、紫菜、淡菜、裙带菜、杏仁等。

3. 非癌症之背痛，重点按揉阿是穴（即疼痛部位）；再用掌根按揉背部两侧 3 ~ 5 分钟。

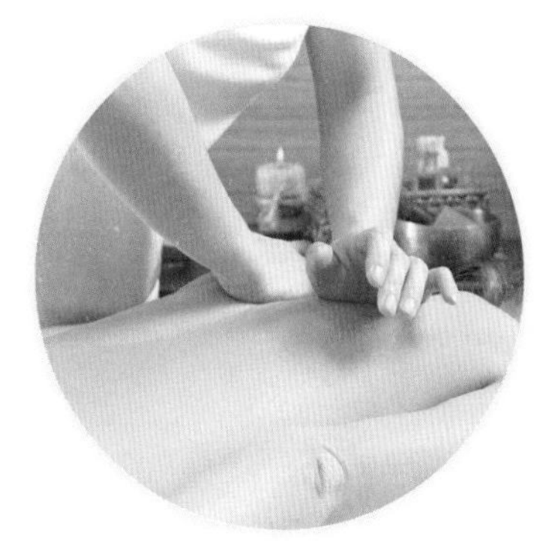

按揉阿是穴

大脚趾疼　警惕痛风

夜间睡眠中大脚趾疼痛不堪，是痛风最典型的症状。这是因为体内尿酸过高，排泄不利则会导致尿酸慢慢沉积，逐渐形成一些微小的晶体，当晶体越聚越多，就会损伤关节，产生强烈的疼痛感。

健康隐患信号灯

- **痛风：**男性患痛风的风险比女性高 3 ~ 4 倍。尿酸的正常值在肾功能化验单中，UA 代表血尿酸，这项指标很重要，尤其是在诊断痛风时。
  UA 参考值为：男性正常值范围为 149 ~ 416 微摩 / 升，女性要略低一点，为 89 ~ 357 微摩 / 升。
- **痛风必须具备两个条件：**一个是高尿酸血症；另一个是痛风性关节炎。长期的高尿酸状态多会发展成痛风，但痛风的病因不仅仅是因为血尿酸高。有的痛风患者血尿酸值正常，这是因为这些人群尿酸基础值低所致。

大病信号站

痛风属于代谢类疾病，增高的尿酸会形成结晶，堆积在关节处，导致急性发炎。发炎的关节会有明显的红肿、发热、疼痛现象，不但不能碰，甚至风一吹都会疼痛难耐。痛风造成的疼痛多在夜间发作，发作大多不会同时发生在两个以上的关节部位，常在用药后的第二天症状明显缓解。

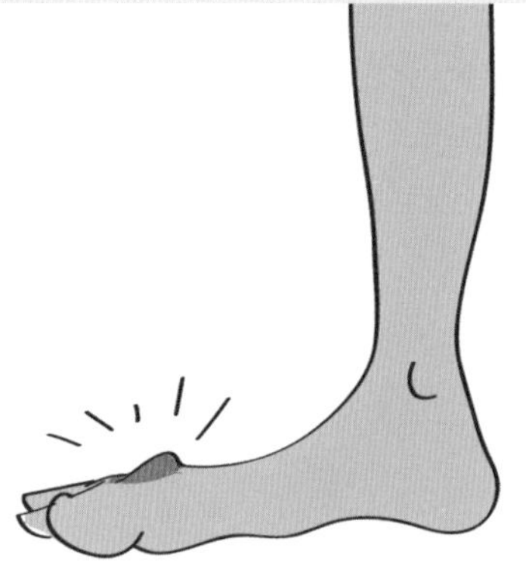

60% ~ 70% 的人第一次痛风发作都在大脚趾根部（第一跖趾关节）

你应该这么做

控制体重

痛风可以发生在任何人身上，但胖人更易患病。因为肥胖会引起内分泌系统紊乱，嘌呤代谢加速也可能导致血尿酸浓度增高，约有 50% 的痛风患者超过理想体重 15%。所以，肥胖者要适当减肥。当然，肥胖者也不能减重过快，应循序渐进，每月减重不宜超过 2 千克。

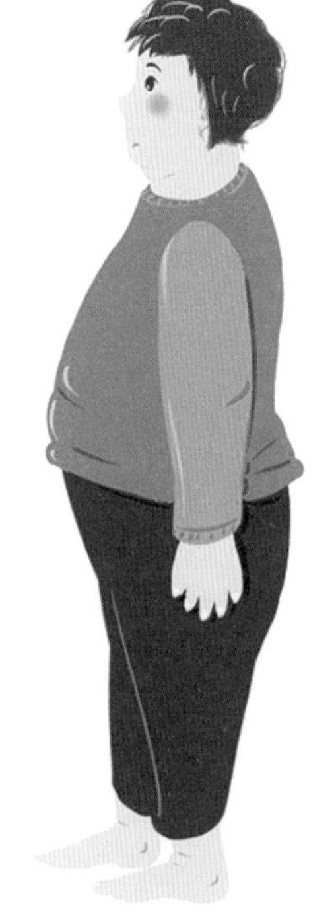

少吃嘌呤含量高的食物

进食过量的嘌呤可转化成尿酸，加速痛风发作。防痛风，应少吃嘌呤含量高的食物，如沙丁鱼、凤尾鱼、乌鱼、鲢鱼、带鱼、白鲳鱼、淡菜、蛤蜊、鱼子、动物内脏、各种肉汤及火锅汤、酒类等。

低脂肪

饮食宜清淡。适当多吃低嘌呤蔬果。新鲜蔬果富含维生素 C、矿物质，可以改善组织的营养代谢。此外，蔬果还有助于尿液的碱化，利于体内尿酸的清除。而脂肪摄取过多会抑制尿酸的排泄，脂肪摄入量宜控制在每日 50 克以下，以植物油为主（每日烹调油应控制在 25 克左右），少吃动物脂肪。

高水分

多饮水有利于尿液的稀释，促进尿酸的排泄。心肾功能正常者，每日饮水量在 2000 毫升（相当于 250 毫升的杯子 8 杯）以上。注意睡前一定要喝水，即使在半夜，最好适当补水，避免晚上尿液浓缩。肾功能不全者，应在严密观察下进行液体补充。

尿频、多尿 前列腺增生

许多中年男性有尿频、夜尿增多问题，应该警惕是否为前列腺增生（前列腺肥大）。男性的前列腺一般在 30 岁以后开始发生增生，50 岁以后前列腺会增大，压迫膀胱，导致频繁起夜。夜尿增多是前列腺增生的表现之一。

健康隐患信号灯

- **前列腺增生：**尿频是前列腺增生的早期信号，尤其是夜尿次数增多。原来不起夜的人也会在夜间排尿 1 ~ 2 次，常常反映前列腺增生的症状之一——早期前列腺梗阻，而从每夜 2 次发展至每夜 4 ~ 5 次甚至更多，说明病变的发展及加重。因此，男性一旦出现夜尿增多，应及时到正规医院的泌尿外科进行检查以确诊。

大病信号站

一般情况下，前列腺增生本身不会转变为前列腺癌。但要注意，前列腺增生较重的患者，有时可以因为受凉、饮酒、憋尿时间过长或感染等原因，引起腺体及膀胱颈部充血水肿而让尿液无法排出，从而发生急性尿潴留，让患者十分痛苦。

你应该这么做

1. 不要憋尿，有尿意时要注意及时排尿。

2. 多吃富含番茄红素和锌的食物，如番茄、西瓜、葡萄柚、南瓜子、牡蛎、海参、海蜇、慈姑等，有利于保护前列腺健康。

3. 不宜久坐或长时间骑车。长期伏案工作的男性，应每小时起来活动一下。外出时不宜长时间骑车、开车。因为久坐或长时间骑车可造成对前列腺的直接压迫，导致前列腺充血，诱发前列腺炎。

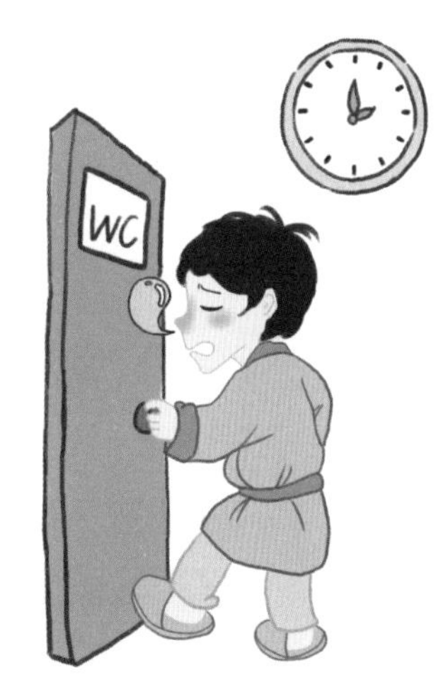

4. 加强下肢运动，对预防前列腺炎有着非常重要的作用，每天慢跑或者快走 20 ～ 30 分钟，对前列腺有保健作用。

5. 避免受过多性刺激，房事不宜过频。保持适度、规律的性生活是促进身体健康的有效办法。一般来说，男性每 7 ～ 10 天有 1 ～ 2 次性生活为宜。

6. 可以在临睡前做按摩，方法如下：仰卧，双腿伸直，左手放在神阙穴（肚脐）上，用中指、食指、无名指三指旋转，一共 100 次。完毕换手做同样动作。

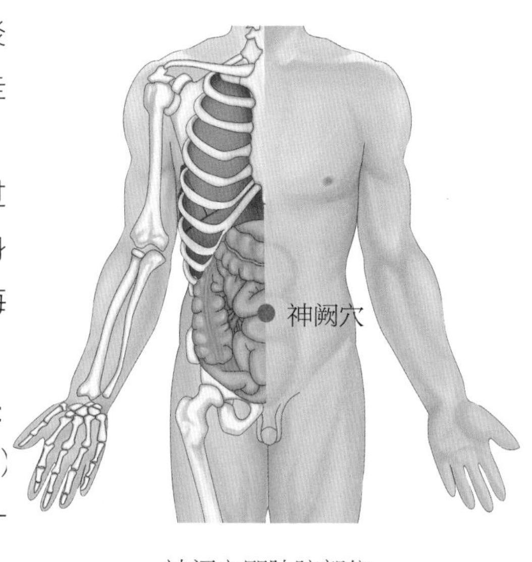

神阙穴即肚脐部位

杨力提示

症状不明显可先“观察等待”

生活中，很多前列腺增生患者是在体检中发现的。他们的症状不明显，尿频等问题对生活质量影响较小，且无明显痛苦，而且在相当长的时间内没有明显变化。对于这些患者，一般先“观察等待”，即暂时不给予任何药物治疗，通过定期查体、避免久坐、多参加运动、杜绝辛辣饮食等方式缓解。

患者需要注意的是，在“观察等待”期间，每年至少需要随访一次，随访内容包括了解症状变化情况、直肠指检、前列腺 B 超检查、尿液检查、尿流率的测定等，并通过与之前检查结果的比较，来判断前列腺的增生情况和是否需要接受积极治疗等。

一旦观察等待的患者出现明显的临床症状，如尿频、尿急、夜尿、尿失禁、排尿疼痛等，或者出现严重的并发症如血尿，应该去医院接受进一步的检查和治疗。

盗汗　激素紊乱、阴虚内热

睡觉时不能控制的发汗，但是睡醒就没有了，这就是人们常说的盗汗。为什么有的人会出现盗汗症状，出现这些症状后又该如何调理呢？

健康隐患信号灯

- **激素紊乱：**女性经前、经期或绝经后雌激素水平下降，会导致夜间盗汗。男性夜间盗汗可能是雄性激素（睾丸素）偏低。雄性激素在控制体温方面发挥着重要作用。
- **阴虚：**入睡后出汗，醒后即止，多属虚劳之症，尤以阴虚者多见（气虚、阳虚、血虚也可造成盗汗）。中医的说法是“阴虚则盗汗”“阳虚则自汗”。

大病信号站

某些恶性肿瘤也可导致夜间出汗，最常见的就是淋巴瘤。如果夜间大量出汗的同时，还有不明原因的消瘦、疲劳和淋巴结肿大，可能是恶性肿瘤的征兆，建议立即就医。

你应该这么做

1. 酒精会使皮肤血管扩张，容易导致出汗。夜间容易出汗的人，睡前应少喝酒。

2. 如果是阴虚体质引起的盗汗，身体出现燥热症，可在中医师指导下，用六味地黄丸加减方来改善。睡前少吃羊肉、洋葱、葱、姜、蒜等热性食物。

3. 合谷和复溜穴是止汗的“最佳搭档”。出汗过多时，可先按揉合谷穴（位于手背第 一、二 掌骨间，将一手的拇指横纹放在另一手的虎口沿上，屈拇指时指端处即是）2 分钟，以感觉明显酸痛为度，再轻揉复溜穴（位于小腿内侧，脚踝内侧中央向上二指宽处）2 分钟。注意合谷穴要重按，复溜穴要轻揉。

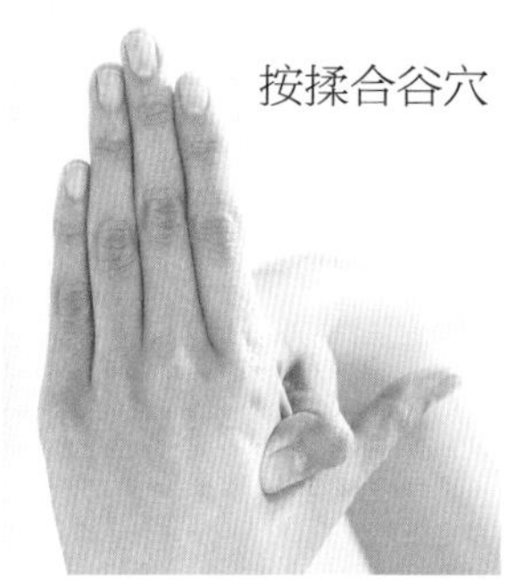
按揉合谷穴

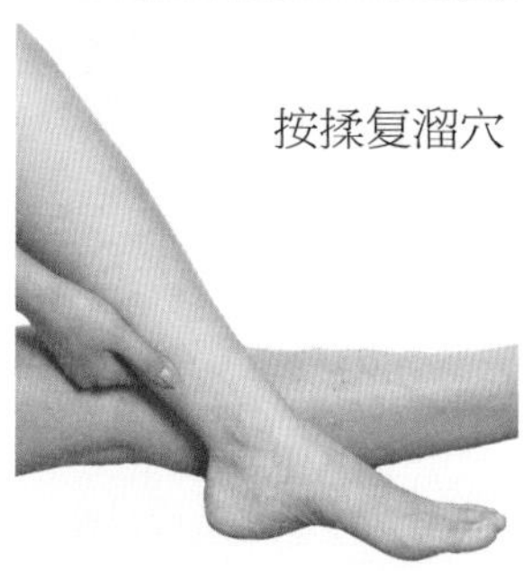
按揉复溜穴

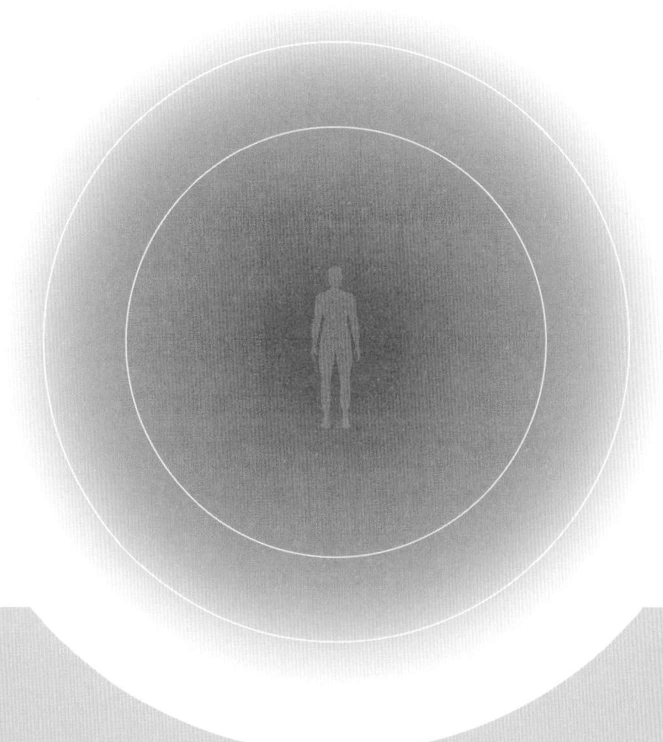

Chapter 2

五官不舒服，到底是哪里出了毛病

观面色，预知疾病原来这么简单

脸色苍白 体质差的表现

脸色苍白，这是由于脸部毛细血管血液充盈不足而引起的，中医认为这是体质差的表现。现代医学研究认为，面色苍白大多是由于营养不良、面部的毛细血管痉挛或血液充盈不足，以及血液中血红蛋白含量减少所致，可于见寒冷、惊恐、虚脱以及主动脉瓣关闭不全、贫血、内脏出血等。

健康隐患信号灯

- **脸色发白，尤其两个眉头处明显苍白：** 多患有咽喉炎或扁桃体炎等。
- **面色淡白无华，嘴唇、眼睑内侧和脸颊苍白：** 可能是患有贫血，这是由于血液中负责氧气输送的血红素供应不足而引起的。

大病信号站

面色苍白，显现出失去光泽和无血色，可能是急性病引起的阳气暴脱。如大出血、休克引起的血容量急剧下降，以及剧烈疼痛造成的休克，这些患者有时还会出现冷汗、神志不清等症状。

你应该这么做

1. 肺不好、脸色白如蜡的人，可适当多吃润肺的水果，如梨、柿子等。

2. 用食指揉按印堂穴（当两眉头间连线与前正中线之交点处），用力适度。每天早晚各揉按一次，每次 2 ~ 3 分钟。能调理肺气，增强精气神。

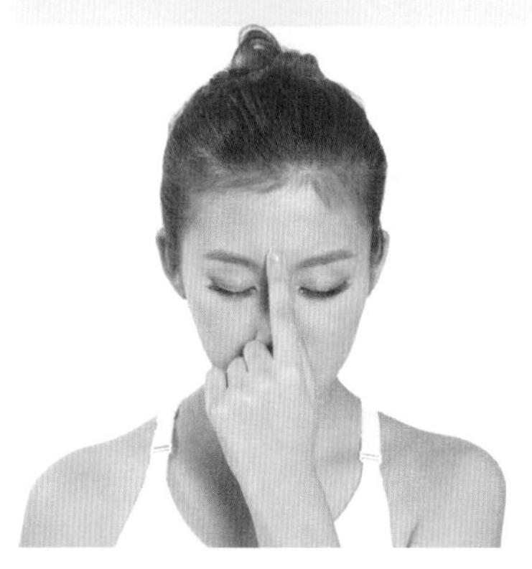

揉按印堂穴

脸色潮红　多与热证有关

健康的面色是白里透红的。如果脸色通红或两颧嫩红，都表示身体出现异常。满脸通红多为实热，是阳盛之外感发热或有内热；虚热是只有颧骨两处嫩红，属于阴虚火旺。红色对应心，心主血脉，心气能推动血液的运行，心脏的盛衰都可以从脸色中看出来。

健康隐患信号灯

- **高热性疾病：**如伤寒、疟疾、肺结核、肺炎等，常会引起皮肤突然发红。如面色通红，伴有口渴甚至抽搐，常见于急性感染所引起的高热性疾病。
- **高血压：**部分高血压患者由于面部毛细血管扩张而显得“红光满面”。

大病信号站

红色出现在面颊及腮上，可能心脏有问题；左右脸的颧骨处呈现绯红色，特别是午后发热时加重，应注意是否有结核病。

你应该这么做

1. 满面通红宜用苦寒下火的食材，如苦瓜、莲子、苦菊等；只是颧骨发红，则是虚火，最好吃些滋阴润燥的食材，如雪梨、银耳、西瓜、番茄等。

2. 运动有助于强化心血管：坚持散步或慢跑等舒缓的运动，有助于锻炼心脏。

3. 劳宫穴（在手掌心的凹陷处，当第二、三掌骨之间偏于第三掌骨，握拳中指尖所指处即是）是心包经上的荥穴，清热泻火是它的一大功能，善于清心胃之火。可用双手拇指相互按压劳宫穴，也可将双手顶在桌角上按，时间可自由掌握。

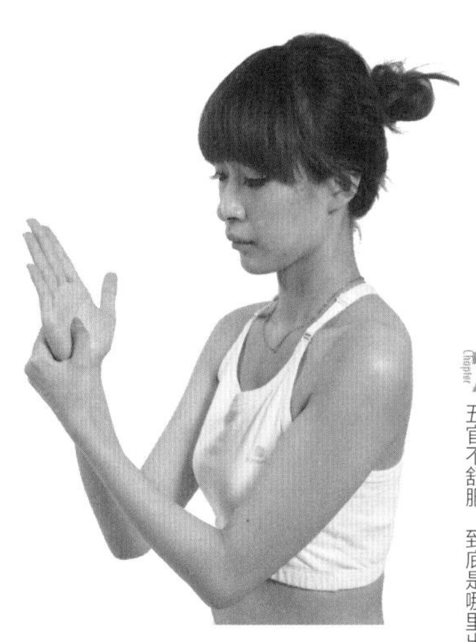

按压劳宫穴

脸色青紫　拉响心脏、肝脏警报

面色青是经脉阻滞、气血不通的表现。寒气流于血脉，导致气滞血瘀，面色发青，经脉气血不通；还有一种是肝不好，肝病导致血不养筋。中医认为，面色青多为寒证、痛证和肝病；脸色发紫是心血不足，常与心脏疾患有关。

健康隐患信号灯

- **心脏疾患：**面色青紫一般是由于氧的摄入不足造成的，如心力衰竭、肺气肿、肺心病、先天性心脏病等都可以出现面色青紫。
- **肝胆病：**天气冷的时候，人的面色青紫，这属于正常的生理反应，身体暖和后，青紫色就会褪去；如果天气不冷的时候面色还带青紫色，可能是肝胆出毛病了。
- **痛证：**肠胃痉挛性疼痛、虫痛、胆道疾病引起的胆绞痛，也可使面色青紫。

大病信号站

心脏不好的人、高血压患者满面青紫时，往往是由血瘀、组织缺氧引起的，严重者会发生剧痛或猝死，一定要注意防范。

你应该这么做

1. 脸色青的人可多食用谷类，如糯米、黑米、高粱等；多吃黄绿色、酸味的食物，如菠菜、油菜、芹菜、橘子等。肝脏的恢复、血液的净化都在睡眠中进行，所以养肝要在 23 点前入睡。

2. 人们常说“肝胆相照”，所以护肝和护胆有共性，要学会宣泄情绪，遇到委屈别憋着。每天睡前按揉太冲穴（在大脚趾和二趾之间）5 分钟，可以起到制怒的作用。生气时，这个穴位会特别酸胀，经常按摩可以消除酸胀、疏肝理气。

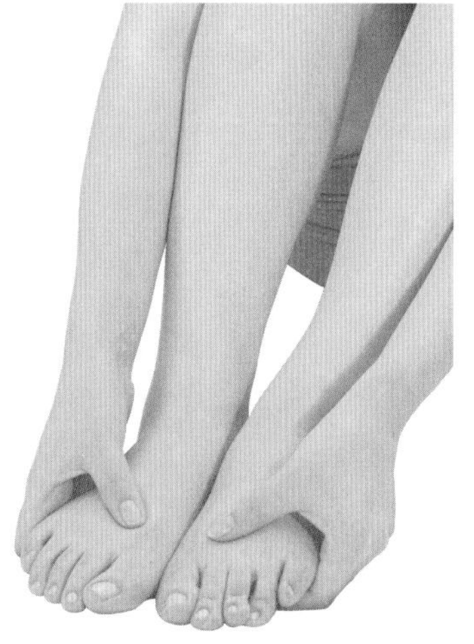

按压太冲穴

脸色发黄　脾虚的表现

中医认为，脾为后天之本，气血生化之源。脾胃功能健运，则气血旺盛、面色红润、肌肤弹性良好；如果脾失健运，气血津液不足，不能营养颜面，这个人就会精神萎靡、面色淡白憔悴、萎黄不泽。

健康隐患信号灯

- **面色萎黄：**面色淡黄憔悴、无光泽称为“萎黄”，多数是因为脾胃气虚，气血不好，在面色上反映为萎黄。
- **面色黄胖：**发黄且虚浮称为“黄胖”，多数是因为脾虚失运，湿邪内停。

大病信号站

如果脸色发黄并伴有眼睛、全身皮肤、小便等发黄及消化道症状，可能是肝胆疾病引起，应及时去医院确诊治疗。

你应该这么做

1. 黄色食物养脾，脾胃功能不好的人应适当吃些黄色食物，如小米、胡萝卜、土豆、南瓜等。

2. 双手五指分开，相对放在前胸乳下方，然后稍用力沿胁肋分向两边推擦，上下往返从胸到脐至小腹，以发热为宜。此法可疏通肝经、脾经，能健脾养肝。

3. 常读“呼”字音。可以培养脾气，对缓解脾虚、腹胀、脾胃不和、食欲不振都有好处。

4. 中医有“以动助脾”的养生观念，饭后散步有助于增强脾胃功能、促进消化。但“饭后”并非指吃完饭立刻散步，而是要休息至少 30 分钟再进行。

推擦胁肋

脸色晦黯发黑　毒瘀、肝毒、肾毒、癌毒

黑色对应肾，肾主藏精，肾精充盈、肾气旺盛，五脏功能才能正常运行。中医认为，面色黑为肾气亏损。由于肾阳虚衰，水饮不化，血行不畅，故面呈黑色。

健康隐患信号灯

- **慢性肾病：**整个面色发灰、发黑的时候，可能是慢性肾病的表现，主要特征是腰膝酸软、排尿失常、性功能减退。肾上腺皮质功能减退症、慢性肾功能不全等都可出现面色晦黯发黑。
- **肝病：**乙肝、肝硬化、肝癌等疾病患者，都可出现面色变黑。乙肝患者还可表现为皮肤干枯、灰暗。
- **血瘀：**青色和黑色都是最为严重的病色，提示有重大疾病。当面部出现两者结合的青黑色时，就意味着有严重的血瘀。

大病信号站

一般情况下，慢性肝炎、肝硬化患者会出现脸色发黑（与太阳晒黑的皮肤不同，肝病患者面部暗淡无光泽），最好到正规大医院检查一下。

你应该这么做

1. 面色发黑的人可以适当多吃些韭菜、板栗、泥鳅、木耳、枸杞子等，同时要加强运动。

2. 保养肾精，可以多吃黑色的食物，如黑豆、黑芝麻、黑米、木耳、黑枣、黑葡萄、香菇等。日常生活中，可以多吃牛肉炖山药、牛肉烧栗子、腰果鸡丁等，也可以实现食疗补肾的目的。

3. 老年人要学会滋养肝肾，日常生活中，可以用枸杞子、何首乌、熟地等泡茶喝，也可以在医生指导下吃点六味地黄丸、杞菊地黄丸等中成药。

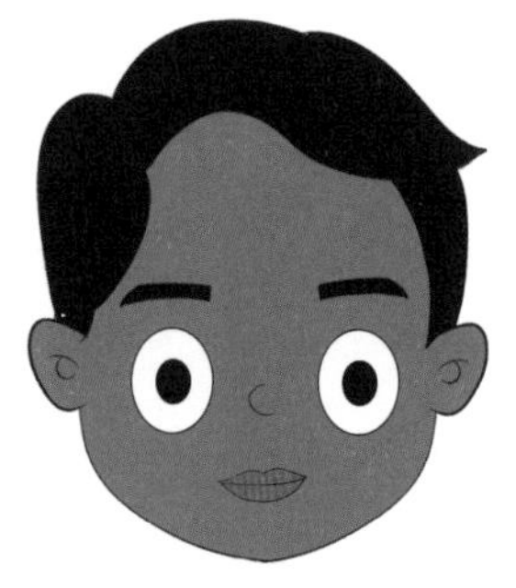

面色黑而目白，是肾气内伤所致

眼睛是透视健康的窗口

眼睛为脏腑精气的汇聚之所

“五脏六腑之精气，皆上注于目而为之精。”所以，中医认为，眼睛的特定部位与人体的脏腑有着密切关系，这对人体一般疾病的诊断有着重要价值。《黄帝内经》中将眼的不同部位分属于五脏，也就是后代医家沿用的五轮学说，即两眼眦血络属心（血轮），白珠属肺（气轮），黑珠属肝（风轮），瞳仁属肾（水轮），眼泡属脾（肉轮）。因此，单单一个眼睛，就把人体的五脏全体现了。

眼与五脏对应的五轮图

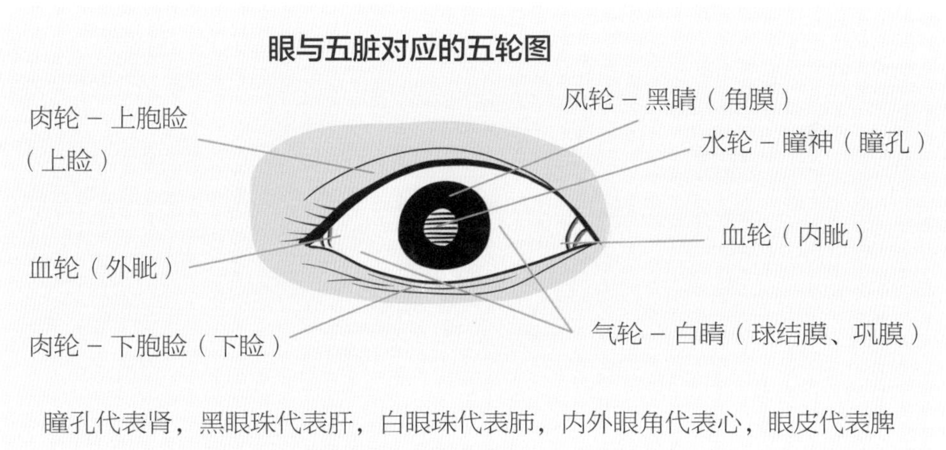

瞳孔代表肾，黑眼珠代表肝，白眼珠代表肺，内外眼角代表心，眼皮代表脾

看眼睛的色泽和清澈度

眼睛清澈明亮、神采奕奕，说明气血充足。眼白的颜色混浊、发黄，就表明肝脏气血不足；眼白与肺和大肠的关系密切，如果眼白有血丝，多为肺部和大肠有热。经常运动、血液循环好、营养和睡眠都充足的人，黑眼珠就会很黑，白眼珠很干净，几乎没有血丝，双眼自然就有神。

所以，成语“人老珠黄”其实是有一定医理的。小孩的眼睛大多清澈透亮，这是因为小孩先天肾气足，血液中没有什么垃圾，随着人体衰老，肾气渐衰，体内垃圾也会越来越多，反映到眼睛上就是“珠黄”。

常流泪　预警眼疾

正常情况下，人在每次眨眼之后，泪腺、副泪腺分泌的泪液通过泪液的排泄系统或蒸发达到平衡，泪液布满整个眼球表面，以保持眼球的湿润和舒适，同时我们感觉不到流泪。而当泪液分泌太多或者泪液的排泄系统出现问题，我们就会流泪。多种因素会导致泪液的分泌量太多。

健康隐患信号灯

- **雪盲症：**主要是因为太阳光中的强紫外线经大片雪地反射至人的眼部，导致角膜损伤，出现畏光、流泪、红肿疼痛、奇痒及眼内异物感等症状。所以，大雪天外出时，最好戴墨镜，防止雪地反射的强光刺激眼睛。
- **慢性结膜炎：**在秋冬季节，慢性结膜炎是导致流泪的主要原因之一。风沙、灰尘、烟雾、有害气体的刺激，以及经常熬夜、睡眠不足、嗜烟酒、用眼过度等都会导致慢性结膜炎。
- **干眼症：**眼睛干燥会导致人爱流眼泪。干燥寒冷的冬季是干眼症的高发季节。

大病信号站

不少老年人经常流泪是由于鼻泪管阻塞造成的。鼻泪管阻塞大都是后天形成的。沙眼、结膜炎、慢性鼻炎等疾病的病菌侵入鼻泪管，都会引起鼻泪管黏膜发炎，造成阻塞，并逐步发展成慢性泪囊炎。鼻泪管已经全部阻塞，泪溢情况很严重，甚至经常造成眼睛红肿发炎，就要考虑手术治疗了。

你应该这么做

1. 爱流眼泪的老年人平时饮食要尽量清淡，多喝水，补充体内水分。

2. 素有“护眼之神”之称的维生素 A 是预防眼干、视力衰退、夜盲症的必需营养素，以黄绿色蔬果、橙红色蔬果含量最多。维生素 B_1 是视觉神经的营养来源之一，缺乏则容易出现眼疲劳；维生素 B_2 不足，容易引起角膜病变，平时可以多吃芝麻、大豆、鲜奶、麦芽等食物。

眼睛发花、眼干、看不清、畏光　干眼症

很多人常抱怨眼睛发花、眼睛干涩、畏光，即使充分休息，疲劳干涩的症状也并不缓解；上班族不是盯着电脑就是手机，尽管眼睛很累，还是放不下手中的小屏幕。干眼症的主要症状是眼睛干涩不适，有异物感和摩擦感，好像眼睛里进了东西，视力减退，尤其是晚上看东西更模糊，眼睛肿胀疼痛。

健康隐患信号灯

- **肝病：** 中医认为“肝开窍于目”，眼睛与肝脏密切关联，得了肝病就会表现在眼睛上。眼睛看不清东西，可能与肝血不足有关；如果出现眼睛发红、发胀，可能与体内肝火旺盛有关；如果眼睛发干，可能是阴血不足所致。
- **干眼症：** 如果用手分开上下眼皮，让白眼珠（球结膜）在空气中曝露两三分钟，白眼珠便失去正常光泽而发生灰暗现象。干眼症患者除了有眼部症状外，全身皮肤干燥、粗糙，头发也容易断裂和分叉。若不及时防治，可引起更严重的眼病，所以要积极预防干眼症。

大病信号站

眼睛突然发生重影、眼前发暗或者看不见东西，可能是中风。除了视觉变化，中风症状还包括：四肢或面部（特别是一侧）突然麻木或无力、步行困难、眩晕。出现上述情况，建议立即拨打120求救。

你应该这么做

1. 在饮食上要吃些肉、蛋、奶、蔬菜、水果等，以补充维生素A，以预防干眼症。

2. 避免眼球长时间曝露在空气中，不要过度用眼，不要长时间瞪着眼，要多眨眨眼，让泪液润滑一下眼球。

3. 老年人的眼睛血液循环不好，应经常做眼保健操或轻轻按摩眼部周围的穴位，促进眼部的血液循环，防止泪腺萎缩老化。

眼红、奇痒、异物感　结膜炎

结膜炎是眼科常见病，主要表现为眼痒、灼热、异物感、干涩，眼睑沉重感，视疲劳等，尤其在夜间或近距离工作时，不适症状更明显。结膜炎在老百姓中“知名度”较高，每当出现眼痒、眼红等不适时，许多人总是很自然地想到结膜炎。实际上，眼红、眼痒症状并非慢性结膜炎所独有。

健康隐患信号灯

- **慢性结膜炎：**晨起时，眼角有分泌物。白天，眼角可见白色泡沫状分泌物。结膜充血主要为睑结膜充血，炎症持续日久者，结膜可变厚，但无瘢痕和血管翳。
- **沙眼：**沙眼与慢性结膜炎在症状上相似，都表现为异物感、干燥和烧灼感。

大病信号站

眼睛疼，看东西模糊，有白色光晕，还伴随恶心呕吐的感觉，可能是青光眼；眼睛易疲劳，看东西模糊、重影，可能是白内障。建议到医院做进一步诊断。

你应该这么做

1. 不同的抗生素有不同的抗菌谱，只有针对病因用药，才能达到最理想的治疗效果。未经医生指导，盲目选用抗生素眼药，容易加重病情。

2. 要根治慢性结膜炎，必须坚持规律用药，并用足药量和疗程，即必须遵循“适量、规律、全程”的用药原则。切忌间断用药、擅自停药。

3. 慢性结膜炎之所以难以根治，除用药不规范外，还与某些刺激因素未得到及时消除有关。患者在治疗过程中，应尽量避免接触各种不良刺激，如粉尘、化学烟雾等。

4. 慢性结膜炎可用菠菜子、野菊花各 9 克，水煎服，具有清热解毒、疏散风热的功效。 急性结膜炎可用黄花菜 30 克加水煎汤饮服，每日 2 次，具有清热解毒、散血消肿的功效。

看电脑时眼睛灼痛　电脑视觉综合征

电脑视觉综合征是指人们在日常工作、娱乐或生活中过分依赖电脑，长时间使用电脑，以致对电脑产生一定的精神心理依赖，并产生相应的生理（躯体）症状的一种临床综合征。该病具体症状包括眼睛疲劳、干涩、视物模糊和头痛等。如果治疗不及时，则容易导致远视、近视、散光等更严重的眼部损伤。

健康隐患信号灯

- **电脑视觉综合征：**出现疲劳感、眼睛刺痛、视物模糊、戴隐形眼镜不适，以及头痛、头晕等不适。

大病信号站

一旦出现视物模糊，并伴随手臂、手指长（通常手臂长度触及膝盖）等症状时，应及时到医院检查是否眼睛晶状体脱位，同时也要对心脏进行相关检查。

你应该这么做

1. 中医传统的暖眼方法有“熨目”。熨目就是闭上眼睛，两手手掌相互摩擦到发烫，然后迅速按抚在双眼上。注意，在熨目前一定要洗净双手。

2. 中医有个方法叫“极目”，就是尽量看向远方。在日常生活中，受条件限制，工作也很紧张，但仍然可以因地制宜选择“极目”。连续看近处 45 分钟，就应该抽出 5 分钟看看远处，可以站在窗口往远处看，往绿色的地方看；如果高楼林立，往楼顶看也行，但要注意不要让阳光直射眼睛。

3. 除了转眼之外，按摩也可以放松眼部肌肉。觉得眼睛疲倦的时候，可以揉一揉四白穴（在面部，瞳孔直下，眶下孔凹陷处）、睛明穴（在面部，目内眦角稍上方的凹陷中）、太阳穴（在颞部，眉梢与目外眦之间，向后约一横指的凹陷处），但注意不要按揉眼球。

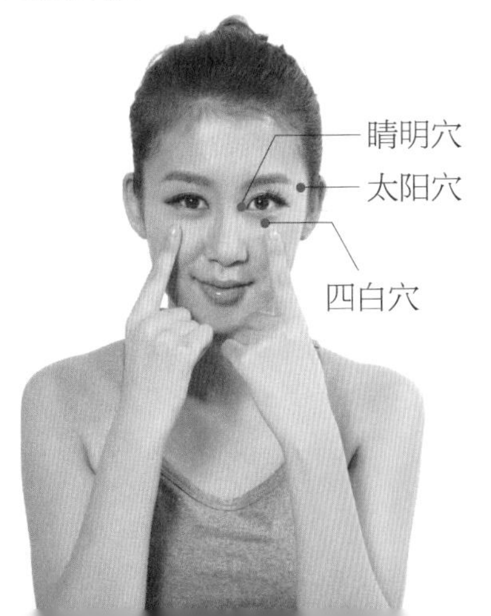

眼睛分泌物增多　针眼

“针眼”是一种常见的眼科疾病，在医学上叫麦粒肿，又叫睑腺炎。眼睛分泌物增多常是睑腺炎所致，而该病通常与掉头屑和痤疮关系密切。

健康隐患信号灯

- **睑腺炎：**最初病症是眼皮微痛，感染区泛红，还会有一个小脓点，像针眼儿大小。疾病后期，眼睛瘙痒，易流泪，对微光或闪光有不适感，有时脓点处还会出现带黄头的脓。
- **红眼病：**即流行性急性结膜炎，一旦发现自己有轻度眼红，眼睛有异物感、痒感，或者眼睛分泌物增多，要及时看医生，由于该病具有很强的传染性，故应积极预防治疗。

大病信号站

如果发现眼分泌物呈淡粉色或略带血色，应考虑急性病毒性感染，需立即就医。

你应该这么做

1. 相对来说，患有沙眼、慢性结膜炎以及近视、远视的人更易长针眼。注意用眼卫生，如用不干净的手、毛巾、手帕等擦眼都容易造成针眼。

2. 在针眼刚出现时，可选择菊花、蒲公英中的一两味药，冲泡后热敷，或捣烂外敷，每日 4 ~ 5 次。

3. “运目”。可以闭着眼，转动眼球，这样能放松眼部肌肉、醒脑明目。但需要提醒高度近视者，转动眼球时一定要慢，不要太快，以免对视网膜造成伤害。

4. 多吃黄绿色蔬菜。胡萝卜、玉米、西蓝花、猕猴桃等，含有丰富的叶黄素和玉米黄素，都能防止眼睛功能退化。

眉毛脱落　警惕甲亢或甲减

眉毛长在眼睛的上方，是眼睛的一道天然屏障，有很好的保护作用。中医认为，眉毛长粗、浓密、润泽，反映血气旺盛；眉毛稀短、细淡、枯脱，则反映气血不足。眉毛会随着衰老而逐渐稀疏。但是眉毛外侧脱落 1/3 则是甲状腺疾病（甲亢或甲减）的症状。发现症状应及时就医。

健康隐患信号灯

- **甲状腺功能亢进（甲亢）：**眼球突出有两种，一种是近视眼患者眼球突出，一种是甲状腺功能亢进导致眼球突出。两种突出不尽相同，前者眼球突出不是很明显，但后者导致的眼球突出则很明显，同时还会伴随眼睛疼痛的症状。
- **甲状腺功能减退（甲减）：**甲状腺功能减退的人，眉毛往往脱落，尤其是外侧眉毛脱落明显。

大病信号站

神经麻痹症患者，麻痹一侧的眉毛较低，不能向上抬举；麻风病患者，早期可能出现眉部外 1/3 处的皮肤增厚和眉毛脱落。

你应该这么做

1. 由于缺碘造成的甲减而引起的脱眉，可多吃些海参、蛤蜊、海带、紫菜等富含碘的食物。因为这些食物中的微量元素碘可以刺激甲状腺分泌甲状腺激素，使甲状腺功能恢复正常，促使眉毛生长。

2. 凡因缺锌造成的脱眉，应吃些贝壳类海产品、红肉、动物肝脏、豆类、坚果等富含锌的食物。

3. 用食指从眉头沿着眉毛一直按揉到眉梢，然后顺势按揉太阳穴（在颞部，眉梢与目外眦之间，向后约一横指的凹陷处）入发际的位置。沿着眼周这样按摩一圈。

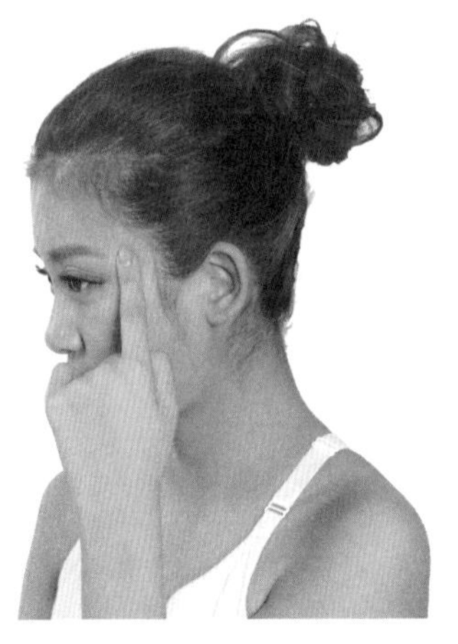

按揉太阳穴

眼睑处长黄斑 胆固醇过高

眼睑处长黄斑是因胆固醇过高而在眼睑部位形成的脂肪堆积。建议看眼科或皮肤科医生。

健康隐患信号灯

- **血脂异常：**睑部黄色瘤，是一种淡黄色的小皮疹。开始于上眼睑的内侧。起初为米粒大小，发展缓慢，稍隆起，边界不规则；皮疹不断发展，可占据眼睑的全部或大部。睑部黄色瘤是血脂异常的表现，多见于老年肥胖女性。
- **糖尿病：**若在上眼睑内侧发现黄色瘤或黄疣，两侧对称，呈黄色斑状隆起，多为糖尿病的征兆。

大病信号站

如果眼睑内外出现的红色小包（麦粒肿）3 个月不消失或者反复在同一处出现，并出现睫毛脱落，应当心皮脂腺癌。建议早做诊断。

你应该这么做

1. 肝血亏、肺阴虚的人常常表现为眼周气血循环不畅，可以用麦冬、菊花、决明子各 5 克泡水代茶饮。

2. 调整生活方式对改善血脂异常很重要，节日期间要做到两个“一点”：少吃一点，即饮食要平衡有度，最好多吃含植物固醇（如大豆、粗粮）或膳食纤维的食物（如燕麦、果蔬）等；多动一点，可选择中速步行、慢跑、游泳及健身操等，强度不宜过大。

3. 用大拇指点按丰隆穴（在小腿前外侧，当外踝尖上 8 寸，条口外，距胫骨前缘二横指）3 分钟，然后沿顺时针方向揉丰隆穴 10 分钟，后用大拇指沿丰隆穴向下单方向搓（即只能由丰隆穴向下）10 分钟。

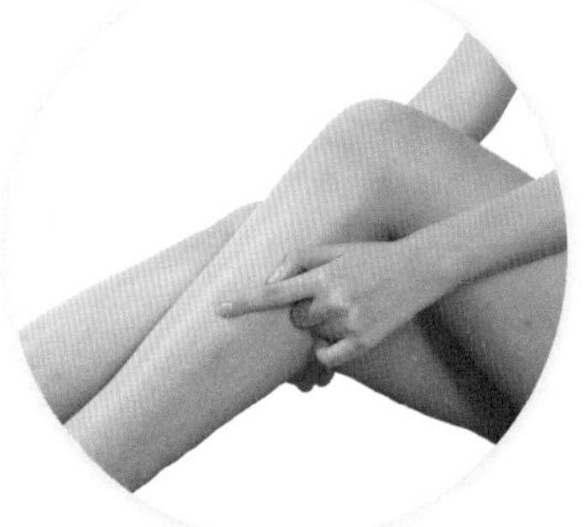

点按丰隆穴

嘴唇是健康与否的信号灯

嘴唇淡白色　气血不足

说明身体不论是气还是血，都处于相对匮乏的状态，因为它们都没有充盈到足够让你的唇显现出那种本该具有的淡红色来。

健康隐患信号灯

- **气血不足：**如果嘴唇苍白，可能存在体内气血不足等问题。
- **脾胃虚弱、营养不良：**双唇淡白，多属脾胃虚弱。脾胃虚弱，营养跟不上，容易造成气血不足。胃气虚、脾胃虚寒时常会倦怠乏力，面色比较白，唇舌淡白。

大病信号站

如果唇色发白，并伴有头晕、耳鸣、眼花、精神萎靡、手脚发麻等症状，很可能是贫血的征兆。

你应该这么做

1. 饮食均衡，不挑食、不偏食，适当补充富含优质蛋白质、铁的食物，如瘦肉、猪血、黑豆、黑芝麻、去皮禽肉等。

2. 不要过度熬夜，那样会加剧本已不足的气血消耗。

3. 双手握拳，将拳背第二掌指关节放于脾腧穴（位于人体背部，在第 11 胸椎棘突下，左右旁开二指宽处）上，适当用力揉按 1 分钟。

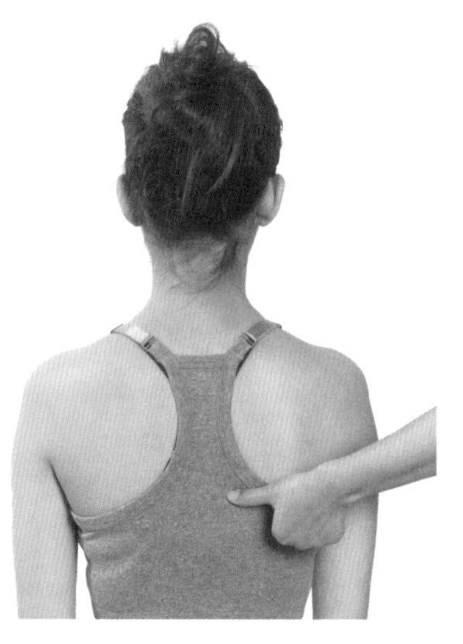

揉按脾腧穴

嘴唇紫色　血瘀气滞、心脏病

冬天寒冷的时候，人会被冻得嘴唇发紫。除此以外，有些人的嘴唇会变紫，就是疾病的征兆了。一般嘴唇变紫，需警惕心脏疾病。中医认为，“口唇以开合为用，为心之外户；声音从口出，饮食从口入，为脏腑之要冲”。以经脉而言，手阳明大肠经、足厥阴肝经、任脉等都与嘴有直接关系。所以，这些经脉和脏器的疾病都能够通过嘴唇反映出来。

健康隐患信号灯

- **血瘀气滞：**如果身体有比较明显的血瘀气滞情况，会出现口唇发紫、胸闷、爱叹气、胸部偶有刺痛、噩梦等。
- **心力衰竭：**心衰者多有不同程度的紫绀（常说的嘴唇发紫就是其中一种）。
- **肺心病：**有肺心病时常会嘴唇发紫，并伴咳嗽、气促等症状。
- **血管栓塞：**缺氧缺血会造成嘴唇青紫。

大病信号站

老年人一旦嘴唇发紫，千万不能掉以轻心，因为这很可能是出现了缺氧问题。另外，在哮喘即将发作、心力衰竭等情况下，嘴唇也会出现青紫。

你应该这么做

1. 每天可饮用 1 ~ 2 汤匙的山西老陈醋，老陈醋具有柔和的活血化瘀作用和改善心情的作用。

2. 按摩心腧穴（第五胸椎棘突下，旁开 1.5 寸）有宽胸理气、通络安神的作用。用拇指或中指按揉心腧穴 3 ~ 5 分钟，可养心安神。

3. 血瘀体质者在冬季静卧不动易加重气血瘀阻，可适当进行锻炼，如各种舞蹈、太极拳等。

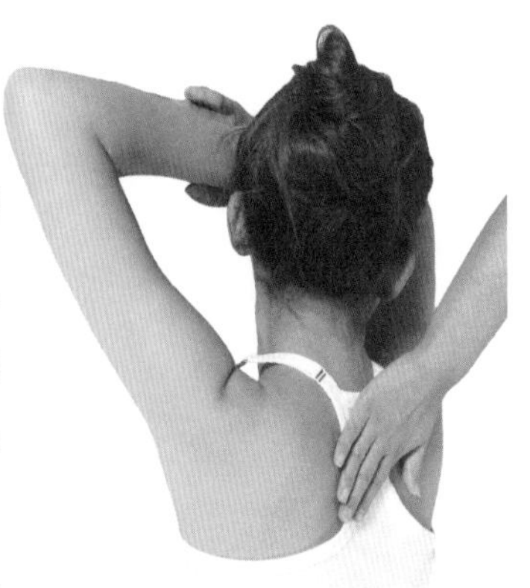

揉按心腧穴

嘴周皮肤泛黑　体内湿气重

嘴周皮肤泛黑说明你的身体存在比较明显的湿气，也意味着你的肾和脾胃都开始出现亏虚现象了。

健康隐患信号灯

- **脾虚湿重**：《黄帝内经》中曾记载，“千寒易除，一湿难去”。这是因为湿邪具有重浊黏腻的特点，重浊即沉重之意，一般来说，人体感受了湿邪，常会出现头重如裹、周身困重、四肢酸懒沉重等症状。黏腻指秽浊不清、黏滞不爽，湿气重的人会出现大便溏稀、小便混浊。所以，脾湿重的人，常会出现食欲不振、饮食减少、身体困重、神疲力乏、昏昏欲睡、腹泻、小便混浊等症状，女性还会出现白带增多。

大病信号站

唇周发黑多为消化系统功能失调，可能会伴有便秘、腹泻、头痛、失眠、食欲不振等症状。如果在嘴唇、嘴角，特别是下嘴唇上有黑色的斑点，却没有不适的感觉，则有可能是胃肠道有多发性息肉。

你应该这么做

1. 尽量避免各种甜食、油炸、黏腻、生冷食品等，因为它们会让身体产生更多的湿气。

2. 饭后一定不要急于卧床或是睡觉，这会直接导致体内因食物的运化迟缓而产生湿气。

3. 肾和脾胃的经脉都起源于脚上，双脚相当于植物的根一样重要，试着每天用热水泡脚，会把热能直接从脚补充到相关联的脏器。

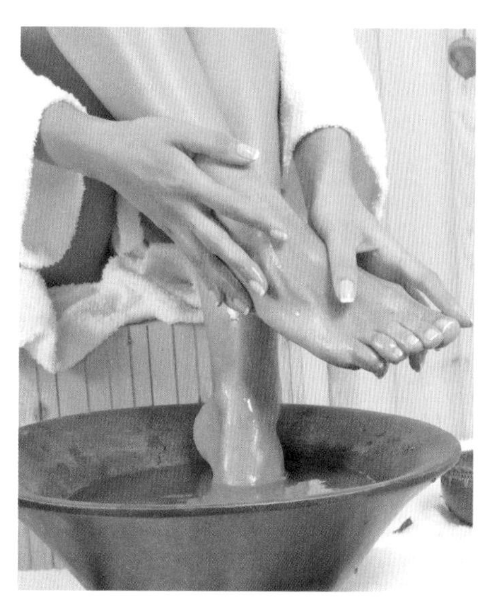

嘴唇干枯　脾虚脾萎

《黄帝内经》中指出:“口唇者，脾之官也”“脾开窍于口”，也就是说，脾胃有问题会表现在口唇上。一般来说，脾胃很好的人，其嘴唇红润、干湿适度、丰润有光泽。反过来说，如果一个人的嘴唇干燥、脱皮、无血色，就说明脾胃不好。

健康隐患信号灯

- **脾气虚证：**指脾气亏虚，运化功能低下，气血化生不足所表现的腹胀、便溏、食欲不振、面色萎黄、嘴唇干枯等症状，多因饮食不节、饥饱不调，或思虑劳倦，或年老体弱、脏气虚衰，或慢性疾患，消耗脾气所致。脾气虚常见于溃疡病、慢性肠炎、慢性胃炎及消化不良等。

大病信号站

嘴唇在正常情况下多为红色，但红色也是有度的。如果嘴唇红得过度，通常是肺热或胃热引起的。还可能是肺炎、肺心病伴心力衰竭及哮喘发作。应尽早去医院做检查。

你应该这么做

1. 脾气亏虚者可以把午饭时间提前到上午 11 时，因为此时脾气最旺，消化食物、吸收营养能力最强。而脾脏最弱的时间是 19 ~ 23 时，可于晚饭 1 小时后吃一个水果，以帮助健脾。

2. 藕粉易消化，对于脾虚的人来说很适合，老年人更应该家中常备。另外，把面粉炒熟了冲水喝也有健脾的作用。

3. 脾气虚可用牛肉、黄羊肉、土豆、小米、红枣、板栗、南瓜、山药、豆腐、黄花鱼等食补，用黄芪、党参、白术、甘草、茯苓、白扁豆等药补。

舌头反映健康状况

舌尖上的健康

正常人口腔黏膜呈粉红色，没有斑点和其他改变，光滑而润泽。在观察口腔黏膜的颜色时，特别要注意有没有白斑、红斑或黑斑出现，因为这些斑癌变率较高，而口腔又是人体比较容易患癌部位之一，所以要特别警惕。

健康隐患信号灯

- **口辣：**感觉嘴里有辛辣的味道或舌头有麻辣感。常见于神经官能症、更年期综合征、高血压；另外，经常低热的人也会感觉嘴里有辣味。
- **口干：**患有糖尿病的人，体内血糖升高造成体液高渗状态，会导致明显的口干；女性进入更年期，内分泌功能失调，也常会口干。

大病信号站

与口臭关系最密切的疾病是龋齿、牙周病和口腔癌。除了口腔疾病外，口腔附近器官的疾病，如扁桃体结石、鼻窦炎、鼻息肉等，也是导致口臭的常见原因。

你应该这么做

1. 口腔黏膜红斑。这种红斑一般分为两种：一种是鲜红的斑块上有小米粒状的白色颗粒，伴有轻微的疼痛感；另一种是颜色呈红色，质软，界限清楚，没有明显的疼痛感，常发生于舌缘、舌腹及舌根。口腔黏膜红斑非常容易发生癌变，它的癌变率比口腔黏膜白斑更高，因此要高度警惕。

2. 口腔黏膜黑斑。多见于颊黏膜、上腭及牙槽嵴，是一种边界清楚的黑色斑块，较小，形状不规则。这种黑斑有癌变的危险，如果黑斑迅速增大，边界不清，色素不均或增深，有的出现结节、出血，说明已经恶变为黑色素瘤了，应尽早去医院做病理检查，争取早期诊治。

舌质暗红或有瘀斑　气血运行不畅

舌苔由胃气所生，观察舌苔主要看颜色、润泽度、厚薄度等。舌苔增厚，是胃气夹湿邪所致，或体内有痰、湿、水、饮、积食等，提示患者可能有消化系统或呼吸系统疾病。舌苔由厚转薄，舌上又生薄白新苔，说明病情转好；舌苔由薄转厚，提示邪气渐盛，或表邪入里，病情加重。舌苔出现黄色，提示体内有里证和热证，苔色越黄，热邪越重。黑苔或灰苔则多见于久病或病重的人。

健康隐患信号灯

- **舌质暗红：**舌质以荣、润、红、活为好；舌质暗红提示气血运行不畅或有瘀滞，常见于月经不调、痛经或盆腔炎等妇科病。老年人需要考虑是否血黏度高或血脂高。
- **舌黯、有瘀斑：**提示有血瘀，多见于痛经、闭经、不孕症、产后腹痛、恶露不绝、肿瘤等。全舌黯与舌尖边有瘀斑不同，前者主肾虚，后者主血瘀。

大病信号站

如果舌质发青，通常说明阴寒比较盛，或有瘀血证，痛经、月经不调的女性，某些先天性心脏病患者或药物、食物中毒者会出现。如果舌态发硬、颤抖，提示肝风内动、风痰阻络，多见于高血压患者，或提示有中风的危险。

你应该这么做

1. 找准太阳穴后，先做两次腹式呼吸。然后以两手食指指腹分别按住两侧太阳穴，先顺时针揉按 32 次，再逆时针揉按 32 次。两手四指并拢，从太阳穴处向耳朵上方平推 32 次。

2. 用拳头在太阳穴到发际处轻轻来回转动按摩。

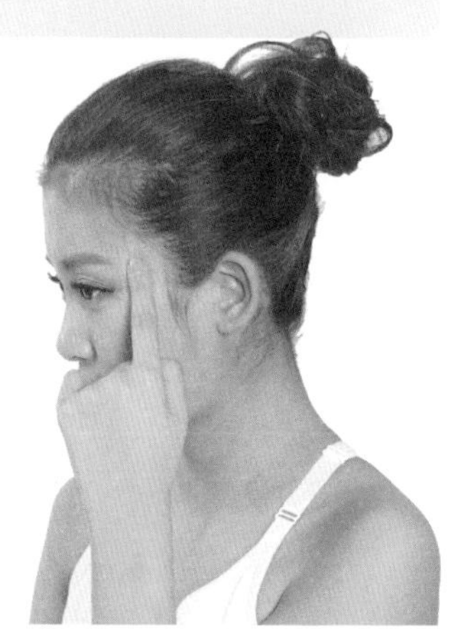

揉按太阳穴

舌头发麻　血黏度过高

吃了麻辣烫，或者是饭菜中的辣酱加多了，这些情况下的舌头发麻属于正常的身体反应。可要是一段时间里，舌头出现无故发麻的情况就要当心了，这可能是一些疾病的并发症状。

健康隐患信号灯

- **血管阻塞：** 血管阻塞会导致人体出现舌头发麻的症状。舌头是薄白苔的大红色，如果伴有发麻、发紫，那么人体的温度会增高，血管的脆性会增加，这样会形成舌头发麻的现象。
- **脑供血不足：** 脑供血不足也会导致人体出现舌头发麻的现象，由于血流较为缓慢，血黏度较高，这种情况下人体局部的供血就会不足，脑部供血会减少。

大病信号站

舌头发麻可能还会预示着缺血性脑血管病，人体一旦患上缺血性脑血管病，就会出现很多不适症状，一般会表现为舌头发麻，同时伴有舌头疼痛、舌头局部肿胀及活动不灵等现象，甚者可发生中风。

你应该这么做

用拇指指腹按在足三里穴（在小腿前外侧，犊鼻下 3 寸，距胫骨前缘一横指）上，稍用力，以有酸胀感为度，持续 1 分钟，放松 10 秒钟后再重复点按，反复 3 ~ 5 次。可降低血黏度，避免过多脂肪堆积在血管壁上。

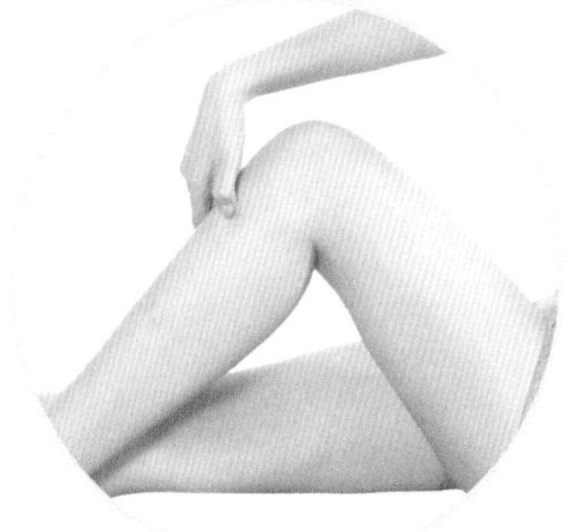

按压足三里穴

舌苔厚、有齿痕　脾胃不调

一般病轻者苔薄，病重者苔厚；病轻者齿痕浅，病重者齿痕深。苔由薄增厚、齿痕由浅变深表明病邪由表入里，病情由轻转重；苔由厚变薄、齿痕由深变浅表明邪气由内达外，病情由重转轻。当然，舌诊固然重要，但正确的诊断还必须联系病史，参照其他症状、体征进行全面分析。很多人一旦看到舌苔厚、有齿痕就认为是上火了，盲目降火，实际上，这两种表现更多的是脾胃的问题。

健康隐患信号灯

- **胃寒：**有的人平时饮食不节，爱吃生冷，或者经常冷热食物一起吃，久而久之就会导致胃寒。天气变冷就特别容易胃痛，严重的还会恶心呕吐。这类人舌苔一般比较厚、白，甚至舌体比较胖大、边缘有齿痕。
- **胃热：**有的人舌苔厚，颜色偏黄，可能有胃热。

大病信号站

需要注意的是，舌苔厚者如果还伴有胃痛，需要警惕胃的器质性病变，应及时就诊。

你应该这么做

1. 对胃寒者来说，胡椒和生姜是健胃、暖胃的佳品，患者可以在医生的指导下多食胡椒猪肚汤、生姜水等来辅助驱散脾胃的寒气。

2. 胃热者，平时尤其是晚上要吃清淡点，辛辣刺激的食物不要多吃，最好戒烟酒。夏季暑湿较盛，一些人的舌苔也会偏黄变厚，但是如果没有特殊不适，可以用薏米、莲子、芡实、茯苓、陈皮等食疗，能得到明显改善。

3. 用两手按于两侧腹部，手掌用力向中心推挤，使腹部前凸，然后松开，使腹壁回弹，恢复原状为 1 次，共推 20 次，一天一次。此法对肝、脾、肾等器官有较好的保健作用。

舌苔变白　气血不足

舌与脏腑相关的部位是这样划分的：舌尖部可反映心肺的病变；舌中部反映脾胃的病变；舌根部反映肾的病变；舌边部反映肝胆的病变。舌苔是舌体上附着的一层苔状物，由胃气上蒸而生。正常舌苔是薄白苔，干湿适中，不滑不燥。病苔则是胃气挟邪气上蒸而成。

健康隐患信号灯

白苔：常见于表证、寒证。舌尖长出一层白色的舌苔，提示可能患上了胃炎；如果白色的舌苔出现在舌面的中间部位，提示可能是十二指肠出现了问题；如果舌面后1/3的部分长出白色的舌苔，提示小肠和大肠可能有炎症。

黄苔：多见于里证、热证。

黑苔：常见于疾病严重阶段。若苔黑而燥裂，多为热盛津枯；苔黑而润滑，多属阳虚寒盛。苔的厚薄可表明病邪的轻重和进退。

大病信号站

我们有时会不经意地咬舌头，这可不是因为馋肉了，其实是病症的一个表现。患有高血压、血脂异常、糖尿病的老年人若出现爱咬舌头的情况，可能是发生脑梗死的前兆。当中老年人特别是心脑血管疾病患者突然出现舌根发硬、舌头胀大、吞咽困难、说话不清楚等症状时，应及时去医院检查，以免发生中风。

你应该这么做

1. 从心态起步。不良情绪可导致食欲下降、腹部胀满、嗳气、消化不良等，而良好的情绪则有益于消化系统的正常活动。

2. 少吃刺激性和难于消化的食物，如酸辣、油炸、干硬和黏性大的食物。

3. 坚持参加适当的运动，如散步、慢跑、打太极拳、练气功等。这些运动可以增加人体的胃肠功能，促进食物的消化和营养成分的吸收。

4. 避免暴饮暴食、饥饱失调、饮食不规律等不良习惯。

5. 两手相叠，掌心对准并贴在神阙穴（位于脐窝正中）按摩，每次15～20 分钟，每日 1 次。

6. 两手相叠，放于气海穴（前正中线上，脐下 1.5 寸处）上，吸气时，两手由右往上向左揉按，呼气时，两手由左往下向右揉按。一吸一呼，为一圈，即为 1 次。少则 8 次，多则 64 次。然后再反方向揉按，方法与次数同上。

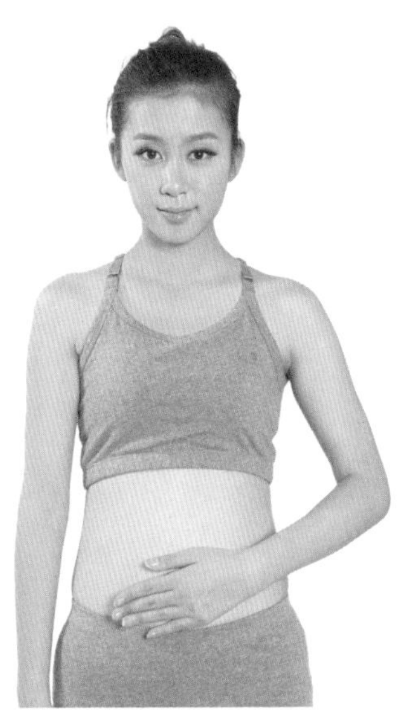

按摩神阙穴

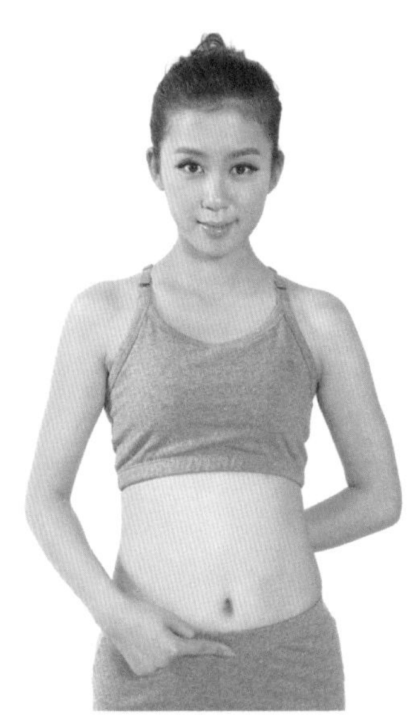

揉按气海穴

杨力提示

巧辨舌苔的苔形

舌面上没有舌苔，一般提示患有维生素 C 缺乏症、恶性贫血、肝硬化、慢性肾功能衰竭、尿毒症等。如果舌面上没有舌苔，并且舌丝状乳头和蕈状乳头全部萎缩，是舌炎的表现。

观察舌头一般应该在白天，并且尽可能选在自然光充足的地方。有些食物或药物会把舌苔染上颜色，比如石榴、乌梅、橄榄等会把舌苔染成黑色，黄连、胡萝卜会把舌苔染成黄色，含有不同色素的食物和药物会把舌苔染上不同的颜色。这些都是假象，应加以区分，以免误诊！

听听耳朵的健康诉说

耳朵像一个倒立的人

《黄帝内经》记载“耳为宗脉之所聚也”，人体所有经络都汇集于耳朵，耳朵是人体重要部位之一。按照耳廓上一些穴位的分布，整个耳朵就像个在子宫内倒置的胎儿，头在下，臀足在上。

看耳朵辨疾病

《黄帝内经》有“视耳好恶，以知其性”的说法。中医早就有通过观察耳朵的色泽、形态的变化来辅助诊断及鉴别病症的方法。但中医讲究望、闻、问、切四诊合参，任何一个小部位的变化，最好都不要随便拿来作为单独诊断疾病的根据。

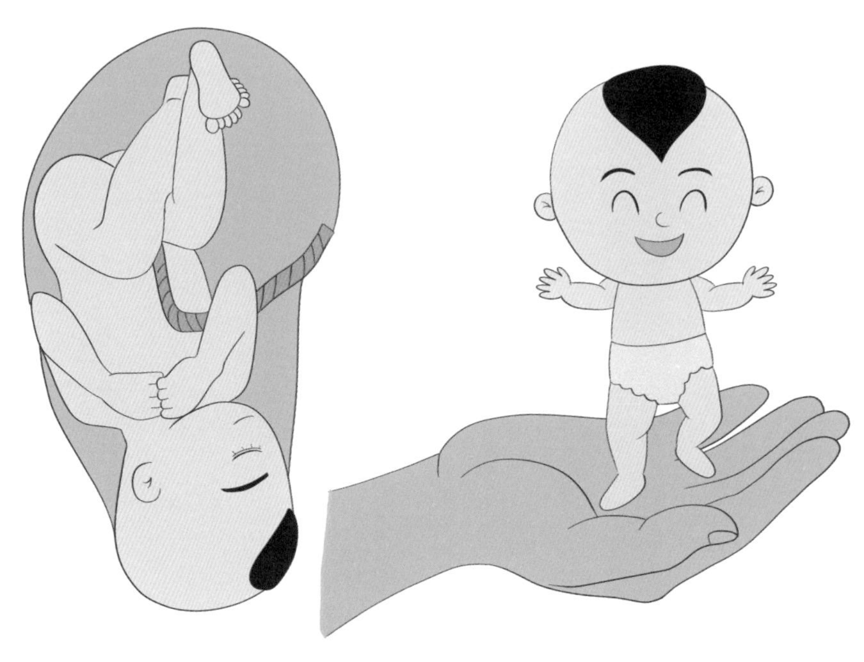

捏耳捏出健康

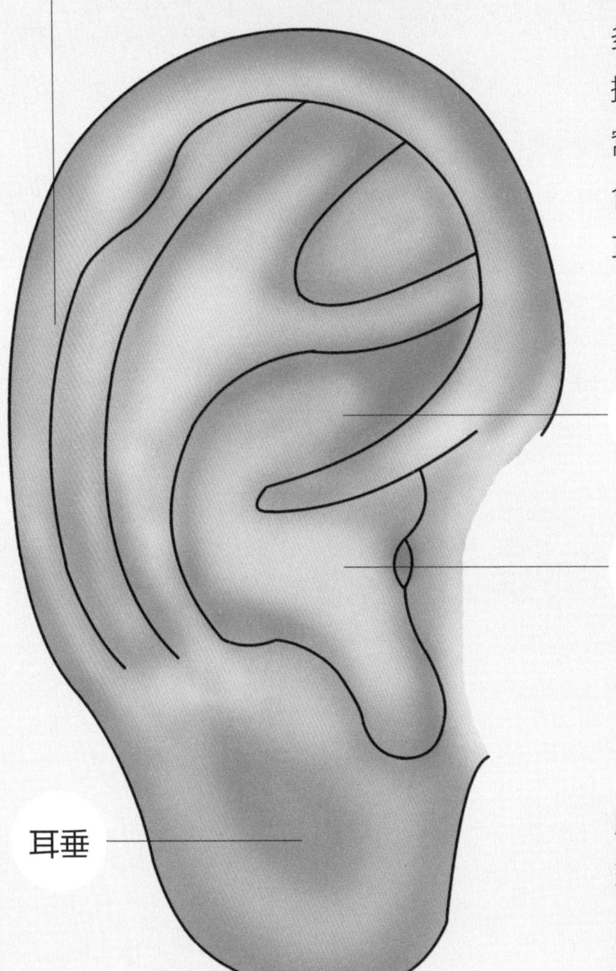

耳廓的外周耳轮相当于躯干四肢，颈肩腰腿痛等躯体疼痛患者宜多按压耳轮。

上耳窝相当于人的腹腔。失眠，中医称“不寐”，多由心、脾虚弱造成，可按揉下耳窝中的“心”及上耳窝中的“脾”两穴位。可将食指放到耳孔处，拇指放到耳的背面捏揉即可。

下耳窝相当于胸腔内脏器官，适当按揉对血液循环系统有保健作用。心绞痛时首先要保持镇定，不要惊慌，立即停止活动，卧床休息，最好抬高上身，然后可对下耳窝进行按压。方法是，将食指放到耳孔处，拇指放到耳的背面捏揉。

耳垂相当于面部，当因“上火”导致牙齿、牙龈肿痛，或脸上长小疙瘩时，可以用拇指和食指揉捏耳垂，有很好的辅助治疗效果。经常按捏耳垂还能美容养颜。

耳鸣　警惕耳部疾患

引起耳鸣的原因很多，其中，以耳部疾病引起的耳鸣最为常见。耳鸣发生时，通常先检查外耳和中耳，排除异常后再检查内耳。

健康隐患
信号灯

- **年轻人：长期接触噪声会引起耳鸣**

如果耳鸣并未伴随听力下降等其他症状，且偶尔发生，不用太过担心。若长期耳鸣则要就医。

临床比较常见的年轻人耳鸣多由长期佩戴耳机收听音频节目所致，这种自我营造的噪声环境，与近距离接触工厂机器的轰鸣声、长期工作在建筑工地的噪声环境一样，都可引起耳鸣，若置之不理，时间久了就会损伤内耳的毛细胞，造成听力下降，由噪声性耳鸣转成永久性耳鸣。及早就医，通过脱离噪声环境和使用药物，可使耳鸣症状缓解，阻止听力损伤。

- **老年人：耳鸣是听觉器官的退行性改变**

相关数据显示，65 岁以上的老年人，30% 都有不同程度的耳鸣和听力下降，这是听觉器官退行性改变的表现，年纪越大，发生耳鸣的概率越大。耳鸣老人多是在夜间安静时症状明显，白天较轻。在问诊时，老人自感听力没有问题，也不影响日常对话。在实际检查中却发现，多数老人的听力有下降，只是这种轻微的下降不至于影响正常对话。此时通过药物干预，可以保护现有听力水平，延缓听力进一步下降。

- **神经衰弱的人：两个耳朵都会发生耳鸣**

神经衰弱的人经常会耳鸣，这种耳鸣的特点是耳鸣的高音调与低音调不恒定，一般两个耳朵都会发生耳鸣，并伴有失眠、头晕、头痛等症状。

大病
信号站

如果是突然受到强大声音刺激，耳蜗毛细胞会受到损伤，导致血管痉挛和缺血缺氧。此时及时用药改善血管微循环，受损的耳蜗毛细胞能够恢复。

此外，突发性耳聋的早期症状也是突发性耳鸣，同时伴有听力下降，有时还伴有眩晕。通过检查发现，突发性耳聋者一侧耳朵感音神经性耳聋，如果在急性期得到及时治疗，通常情况下，听力可在 1 ~ 2 周恢复，错失急性期治疗机会，治疗效果则会大打折扣。

你应该这么做

1. 按压肾反射区。用一根小棉棒按压手部肾反射区（在双手掌面第三掌骨中点，即手心处，相当于劳宫穴的位置），按压 3~5 分钟，每天坚持。中医认为，耳鸣和肾有关，耳为肾之窍，肾开窍于耳，肾气虚弱，会使精气不能上达于耳，从而导致耳鸣。按压肾反射区，可以补肾气，缓解耳鸣。

2. 按揉太溪穴。每天早晚用小棉棒按揉太溪穴（在踝区，内踝尖与跟腱之间的凹陷中），每次 1~3 分钟。太溪穴是肾经的原穴，它也是一个补益穴，具有滋肾阴、补肾气、壮肾阳的功能。由肾虚引起的耳鸣，按揉太溪穴有助于调理。

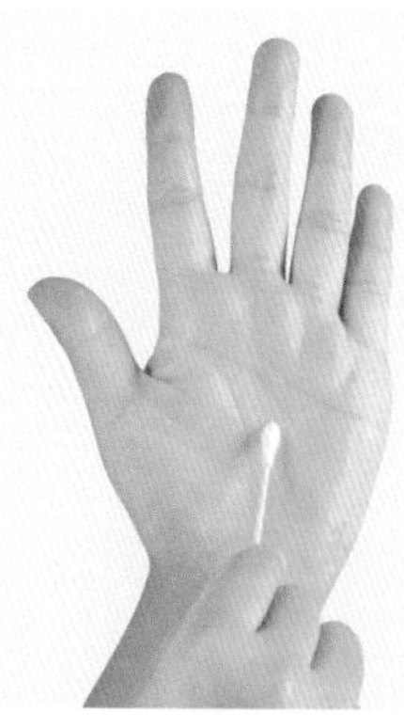

按压肾反射区

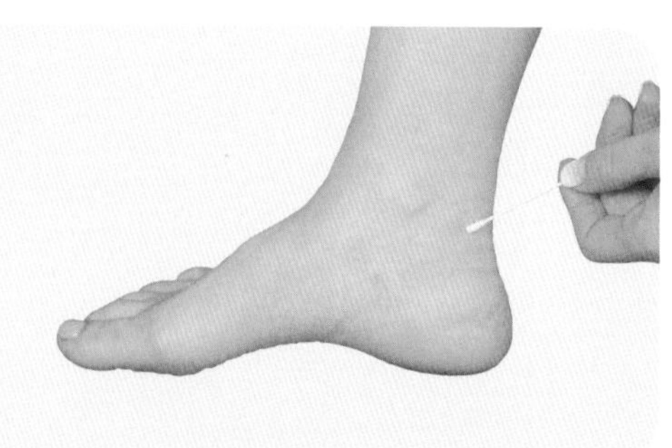

按揉太溪穴

耳朵血管充盈、扩张　心肺功能异常

健康人的耳廓皮肤表面没有隆起物，上面的血管隐而不见，耳轮光滑平整。中医认为，耳廓较长、耳垂丰满的人肾气充沛，多数人健康长寿。耳朵局部血管过于充盈、扩张，可见圆圈状、条段样等改变的，常见于心肺功能异常者，如冠心病、哮喘等。

健康隐患信号灯

- **耳廓局部有结节或有条索状隆起、圆圈形凹陷等：**同时伴有耳廓无光泽，一般提示患有心脏病、肝病、胆结石、肺结核、肿瘤等。比如患有肝硬化的人，在耳廓的肝反射区可以看到边缘清晰的隆起和结节。
- **耳廓上出现白色的皮肤脱屑：**用棉棒或其他物品不容易擦去，常见于各种皮肤病。
- **耳廓颜色淡白：**多见于风寒感冒，也可能提示患有贫血。
- **耳朵红肿：**多是上火的表现，也可能是冻疮或中耳炎造成的。

大病信号站

耳垂呈咖啡色，多见于糖尿病或肾脏病。耳垂呈紫红色，伴有肿胀，有时还常出现溃疡和生痂皮，这是体内糖过剩的表现，可能患有糖尿病。

耳垂部分呈现青色，很可能是患上了风湿性关节炎。

耳廓的颜色呈橘皮或烟熏的黄色，一般提示患有肝胆疾病。

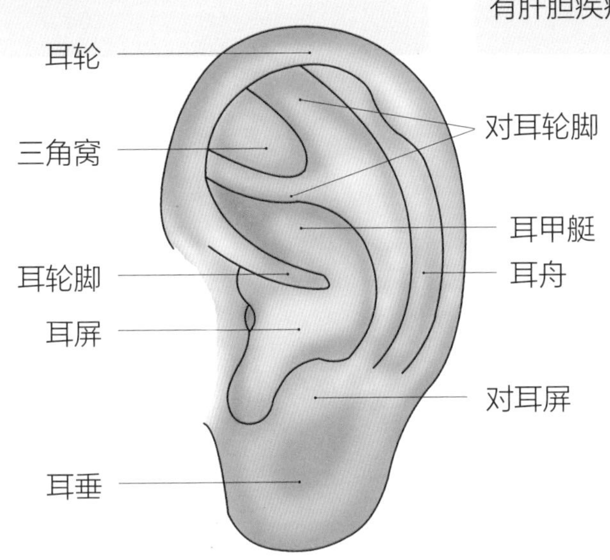

你应该这么做

1. 用两手食指和拇指的指腹先轻轻揉捏两耳的耳垂 30 秒，揉捏至发红发热，再捏住耳垂向下拉，然后放手，让耳垂回到原来的位置和形态，这样做可促进血液循环、延缓老年性耳聋、减少耳鸣。

2. 用双手掌把耳朵由后面带动耳廓向前按压，紧接着再回过来带动耳廓向后按压，这样做可强化免疫系统，增强抗病力，还能醒脑、补肾。

3. 双手握成空拳，用两手的食指和拇指沿耳轮上下来回摩擦，一直摩擦至耳轮发热。这个小动作具有保肝、补肾的作用。

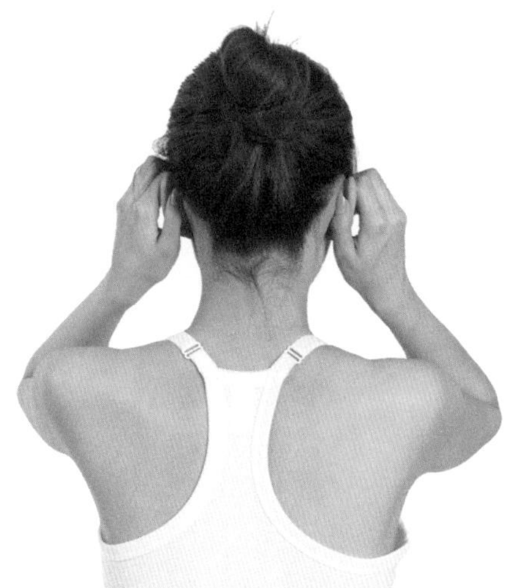

摩擦耳轮

4. 用两手食指和拇指的指腹夹住耳屏（耳朵的中心）轻轻揉捏 30 秒，然后将两手的中指插入耳道口，指腹向前对准耳屏的内侧，先顺时针旋转 2 ~ 3 圈，再逆时针旋转 2 ~ 3 圈后拔出，这样反复多做几次，具有调理气血、益五脏、健美、抗衰老的作用。

杨力提示

出现幻听，赶紧休息

幻听是指旁边没有人讲话却能听到讲话的声音，一般是由大脑功能紊乱和神经系统失调所引起的。幻听是精神病的常见症状，但健康的人在极度疲劳、极度恐惧、极度饥饿、极度孤独或紧张、缺乏睡眠及应用某些药物的时候也会出现幻听。出现幻听，要赶紧休息，使身心放松。如果休息后仍有幻听，应去医院检查。

耳内流脓　中耳炎

耳内流脓且伴有耳部红肿热痛、听力下降，这是中耳炎的表现。另外，感冒、外耳道疖肿、外耳道炎等也会造成耳内流脓。

健康隐患信号灯

- **外耳疾病：**急性外耳道炎、外耳道湿疹、外耳道疖、外耳道霉菌病、外耳道耵聍栓塞、外耳道异物以及外耳道的肿瘤，均可引起外耳道溢液。
- **中耳疾病：**大疱性鼓膜炎、急性化脓性中耳炎鼓膜穿孔后、各种类型的慢性化脓性中耳炎、中耳结核、中耳癌等。
- **其他疾病：**如脑脊液耳漏、开口于外耳道的瘘管感染等。

大病信号站

急性中耳炎鼓膜穿孔后，会有较多的黏性或黏脓性分泌物流出。病变涉及中耳乳突骨质时，分泌物呈黏脓性、脓性或杂有白色皮屑，有臭味。

你应该这么做

感冒后期，一旦出现流脓涕、头痛、耳疼等症状，应及时到耳鼻喉科就诊，而不应去内科。如果曾经出现过耳疼或患有慢性中耳炎，洗澡、游泳时可在耳朵里塞卫生棉球，防止因耳朵进水而复发中耳炎。

看头发，解读身体健康密码

白发位置预示健康状况

如今的职场人工作、生活压力都不小，不少人年纪轻轻就长出了白头发。事实上，根据白发的位置，就能判断出健康状况。

健康隐患信号灯

- **前额白发：**前额对应的反射区是脾胃，调理好脾胃对防治前额白发大有帮助。脾胃不好的人常常腹胀、腹痛。有的人经常伴有口臭、畏寒喜暖，这些都是脾胃虚寒的症状。
- **两鬓斑白：**两鬓对应的脏腑反射区是肝胆，肝火偏盛的人脾气暴躁或者爱生闷气，常伴有口干、口苦、舌燥、眼睛酸涩等。

大病信号站

有不少疾病都有可能导致少白头。脑垂体功能下降、甲状腺功能亢进等内分泌紊乱疾病，结核、伤寒、恶性贫血等消耗性病症，均是导致少白头的因素。出现了少白头，要尽早到医院诊断病因。

你应该这么做

1. 脾胃虚寒的人可每隔三五日煲一锅姜丝粥。原料很简单，就是鲜姜 3 克，大米 60 克。煲粥的时候，把鲜姜切丝和大米一起下锅煮至稀烂，早晚喝上一小碗，吃的时候还可以撒些芝麻盐。鲜姜辛温，用它治疗虚寒型胃炎有不错的疗效。

2. 患者在吃饭时要以清淡为主，可以多吃一点八宝粥、莲子粥。如果口苦、口干严重，可多吃莲子心和苦瓜。

3. 按摩头皮可促进血液循环，改善头部营养的供应，防止白发。可用木梳或者牛角梳梳头，或用手掌、手指揉搓头发，每日早晚各 1 次，每次 5 分钟。

头发稀疏、脱落　警示内分泌紊乱、肾虚

乌黑亮泽的头发离不开细心呵护和滋养。对头发来说，如果水分营养得不到及时补充，皮脂腺分泌减少，也会出现干枯脱落。头发变稀疏存在多种原因，如体内激素失衡、纤维瘤和压力等。

健康隐患信号灯

- **雄性激素异常：** 过了 60 岁，2/3 的男士会秃顶，通常从太阳穴以上的位置开始，出现“M”形的发际线。这与基因、雄性激素有关。
- **甲状腺功能减退：** 甲状腺无法分泌足够的激素，影响身体正常的新陈代谢，也可能引起脱发。
- **自身免疫疾病：** 如果免疫系统过于活跃，会将头发作为攻击对象，导致斑秃。红斑狼疮可能引起疤痕性脱发。
- **肾虚：** 常见于老人。主要表现为头发枯黄、干白，容易断裂。

大病信号站

大量脱发，说明身体承受巨大压力或肾虚过度。另外，手术、分娩、体重骤降都会导致大量脱发。但是痊愈后，头发会逐渐生长。

你应该这么做

1. 建议脱发人群尽量不要用脱脂性强或碱性洗发剂，以免头发干枯、头皮坏死。最好选用对头皮无刺激的天然洗发剂，比如以生姜、皂角、芝麻为主要成分的纯植物洗发水。

2. 烫染头发不要过于频繁。烫发、染发极易损伤头皮毛囊，造成头发大片脱落，引起脱发。要少用吹风机，吹风机的高温会破坏毛发组织、损伤头皮。

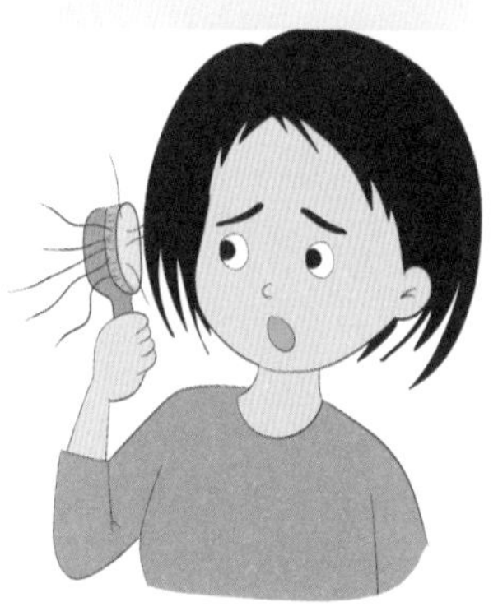

如果每天脱发超过 100 根，且持续超过 2 个月，基本可以确诊为脱发

头油　湿毒、激素高

头发油腻发光，似搽了油，头油看似问题不大，却是令人尴尬的“难言之隐”，多少有些伤颜面。头油其实就是身体的皮脂腺分泌出来的油脂，这些油脂的主要作用就是防止皮肤水分的蒸发，对皮肤起到一定的保护作用，但分泌过多就有问题了。

健康隐患信号灯

- **脾肺不和：**脾气太过，肺气又虚，就会出现头油过多的现象。
- **湿热过盛：**头发非常爱出油，脸上也爱出油，舌苔特别厚腻，前额和头顶脱发。

大病信号站

油性发质当心头皮小包块，这些头皮包块通常与压力有关，可能是急性病症和体内毒素堆积的症状。

头皮屑呈油腻的黄色，则表明头皮发生脂溢性皮炎。当头皮或面部皮脂腺增多的时候，这种皮炎就会发生。

你应该这么做

1. 多摄入绿茶和大豆等富含抗氧化剂的食物，经常进行瑜伽和打坐等解压活动。

2. 柠檬数滴、一杯水，在冲去洗发水后，用混合液冲头。有助于减少头皮油脂分泌，促进头发吸收营养。

3. 湿热严重的人，可用薏米、绿豆、荷叶一起煮粥，经常服用能起到清热利湿的作用，不仅可以防止脱发，还可以减肥。

4. 多食些富含膳食纤维的食物，减少油脂分泌，少吃肥肉、猪油、动物内脏等。

5. 通过反复揉擦、按摩头皮，可以促进头皮的血液循环，改善毛囊营养，有利于头发的生长，使头发亮泽、质地柔韧，并可防止头发油多和变白脱落。

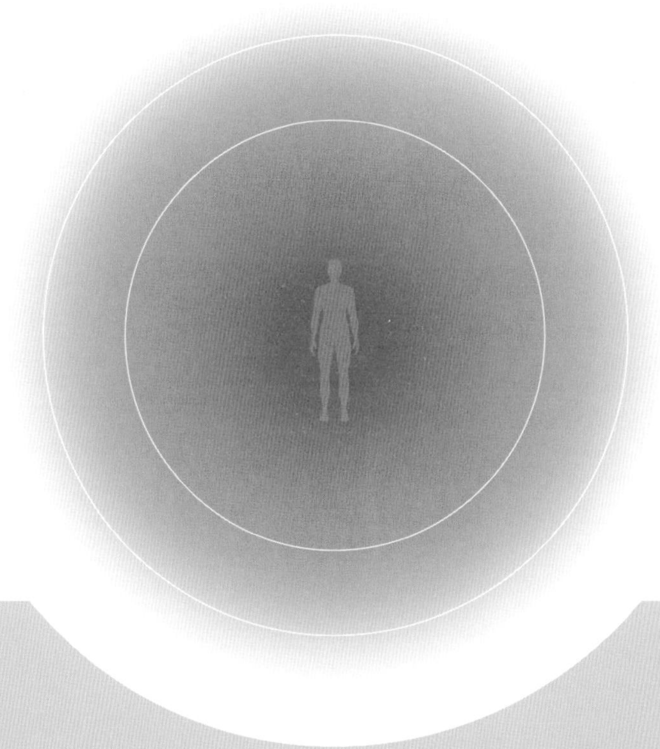

Chapter 3 四肢小信号是全身疾病的『放大镜』

掌中健康信号

手是一个站着的人

手是站立的“人”，将手掌立起，指尖处为眼，延手指向下依次反映口腔、鼻腔、喉头、气管等器官的健康状况；掌心部位聚集着对应心、肝、肺、脾、肾等五脏的穴位；继续向下直到接近掌根部，则反映生殖器的情况。

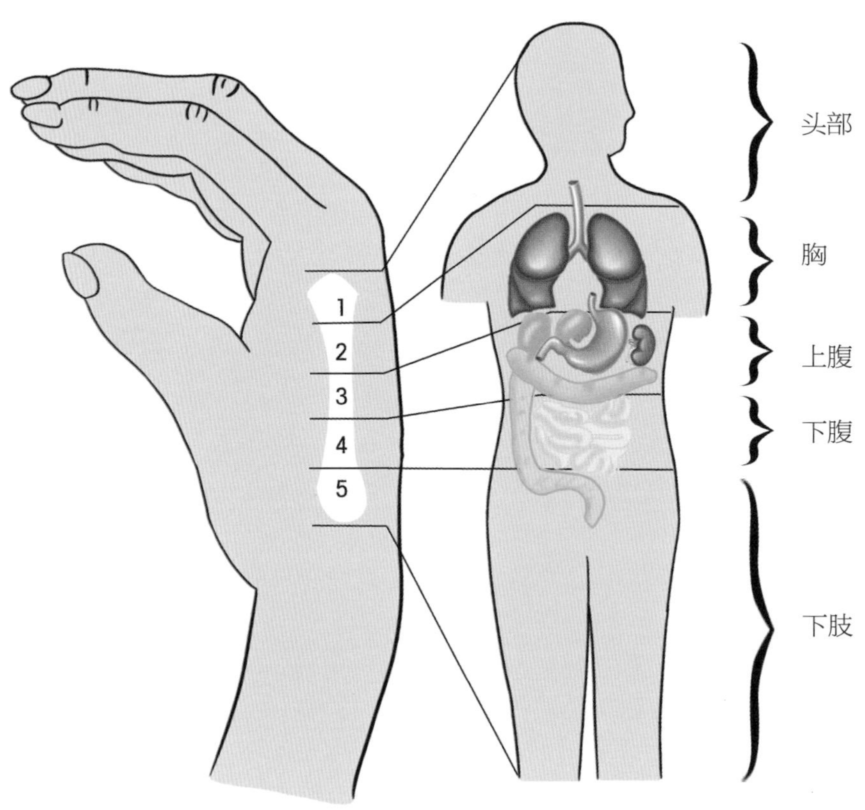

第二掌骨桡侧全息

健康隐患信号灯

小指的颜色苍白提示可能患有心血管疾病。

无名指的颜色苍白提示肾与生殖器官功能较差。

中指的颜色苍白提示消化系统的功能较差。

食指的颜色苍白提示可能患有肝胆疾病。

双手的指尖颜色苍白提示可能患有慢性胃肠疾病。

大病信号站

健康人的手掌颜色呈淡红色或粉红色，颜色均匀，光亮润泽。手掌一旦失去了正常的颜色，便提示可能患有某些疾病。

手掌的皮肤颜色发黄，身体可能患有某些慢性疾病，如慢性贫血、慢性萎缩性胃炎、慢性结肠炎、营养不良等。

手掌的皮肤颜色过红或艳红，提示有患中风的风险；高血压患者手掌变红，或有手掌灼热感，可能是脑出血的先兆；如果手掌的皮肤颜色原先是红色，现在变成暗紫色，说明患有心脏疾病，预示病情在逐渐加重；手掌的皮肤颜色呈暗红或间有紫色斑点，常见于肝脏疾病，如慢性肝炎、肝硬化等。

如果手掌的皮肤颜色非常苍白，提示患有肺病或身体内有炎症。

手温高低辨寒热

通过手温高低可以预测一些疾病的早期信号。

健康隐患信号灯

- **手发凉：** 导致手发凉的原因有两个，一个是阳气不足；一个是血液循环不好。通常情况下，手发凉会伴有脸色苍白、虚汗淋漓的症状。
- **手发热：** 中医认为，导致手发热的主要原因在于心肺阴虚。手发热多见于甲状腺功能亢进，同时伴有心情急躁、易怒、突眼等症状。

大病信号站

对于老年人来说，如果经常出现手掌发麻，则预示颈椎可能患病。另外，老年人如果长期消化吸收功能差、营养不良，就会导致机体因缺乏维生素 B_1 而引发末梢神经炎，进而引起手掌发麻。

你应该这么做

1. 平时饮食以清淡为主，可选择易消化的新鲜蔬菜、瘦肉、豆制品等；常吃有活血作用的食物，如木耳、韭菜、藕等，有利于保持小血管循环。

2. 手心发凉者，可经常食用红枣、桂圆、生姜等，可以提升阳气，缓解手凉。

3. 手心发热者，可经常食用绿豆、丝瓜、鸭肉等，可缓解阴虚发热。

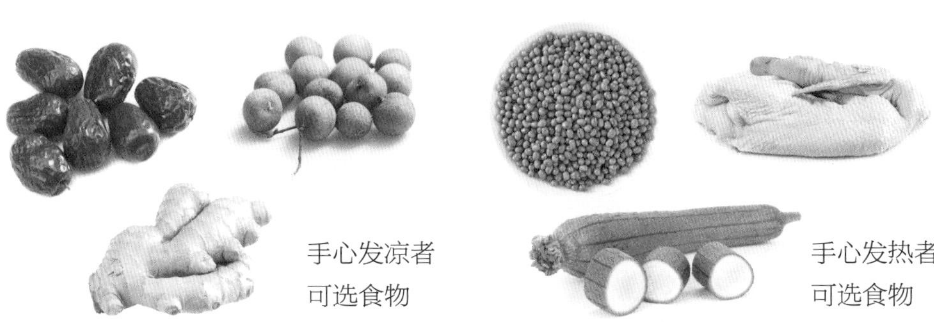

手心发凉者可选食物

手心发热者可选食物

手指疼痛　提示内脏出问题

中医认为，每个人手指的指尖到指根都分布有经络和穴位，而且分别与内脏有着密切的关系，如果在按揉时有一个手指感到特别疼痛，就提示与这个手指上的经络或穴位相关的内脏出现了毛病。

健康隐患信号灯

小指疼痛的人，表示其心脏与小肠患有疾病。无名指疼痛，可能有喉咙痛或头痛的现象。当中暑、心脏衰竭时，按揉中指会感到疼痛。

大病信号站

对于经常喝酒的人来说，如果手掌出现长时间发麻的情况，可能预示患有慢性酒精中毒，导致酒精性周围神经病变。

你应该这么做

1. 可以用另一只手的拇指和中指的指腹稍微用力按揉另一手小指到拇指的指根至指尖，看有没有特别疼痛的手指。

2. 食指上有一个商阳穴（在食指末节桡侧，指甲根角旁开 0.1 寸），便秘时按这个穴位会感觉到疼痛。

3. 大拇指上有个少商穴（在拇指末节桡侧，指甲根旁开 0.1 寸），肺部患病时按揉这个穴位会疼痛难忍。按摩手指时如果感到轻微的疼痛，可以把疼痛的手指仔细揉搓，以使疾患有所好转。

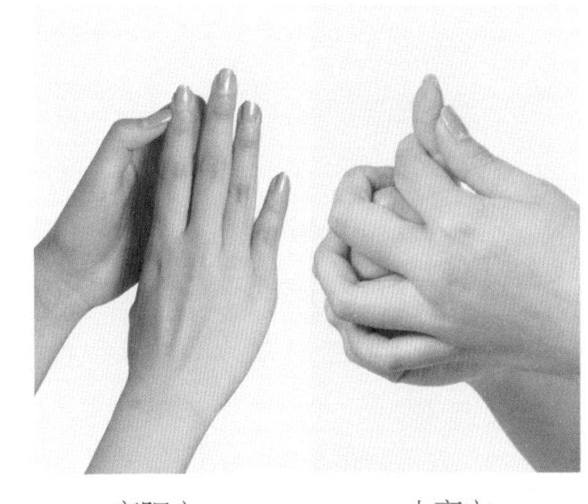

商阳穴　　少商穴

掌纹紊乱　提示亚健康

每个人的指纹都不一样，掌纹却有相似的地方，几乎都有走向大致相同的三条主线，也有人的主线有四条或更多。主线的附近还有一些横竖交叉的掌纹，有的像X，有的像十，有的像米，有的像口，有的像#……

健康隐患信号灯

一般来说"X"与"十"提示有亚健康的可能，"米"提示炎症、息肉，"口"提示疾病在发展，"#"提示慢性疾患。中指根纹到掌根部这片区域，大致是肠胃所在的全息区域，如果这个位置出现"X"与"十"，一般提示肠胃可能处于亚健康状态，比如消化吸收不好、排便没有规律等。

大病信号站

食指根部向下约1平方厘米的区域是肝胆所在的全息区域，若是出现"口"和"#"，一般提示有胆囊炎、脂肪肝、胆囊息肉的可能，或者容易发生上述疾患，应该加强预防保健。

你应该这么做

1. 眼睛疲劳时，可揉捏右手中指的第三个关节。
2. 耳鸣时，可揉捏双手无名指的第三个关节。
3. 患皮炎时，可揉捏双手食指的根部。
4. 肝痛时，可揉捏右手拇指的第二个关节。
5. 有心脏病时，可揉捏左手小指第三个关节的内侧。
6. 膝痛时，可揉捏左手小指第三个关节的外侧。
7. 患高血压时，可揉捏左手小指的根部。
8. 患糖尿病时，可揉捏左手拇指的第二个关节。

两臂窥知体内疾病

两臂上运行的经脉

两臂的经脉涉及肺经、心包经、心经、大肠经、三焦经和小肠经。

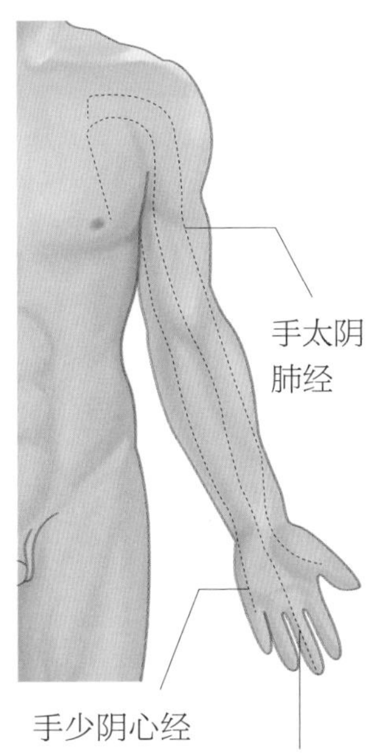

肺经、心包经和心经

手臂前缘走的经脉分为上、中、下三个部分，分别是肺经、心包经和心经。手臂前缘的上部由肺经所主，一直通到大拇指，达少商穴。中线走的是心包经，通到中指。下线走的是心经，通到小拇指。所以在人的五指当中，大拇指走的是肺经，中指走的是心包经，小拇指的里侧走的是心经。

大肠经、三焦经和小肠经

比如，日常生活中有些人常有掌中热的毛病，这一般跟肺经、心包经或者心经有关。 手臂后缘分别走大肠经、三焦经和小肠经。手臂后缘的上面（外侧）走的是大肠经，通到食指。因为肺与大肠相表里，所以如果我们的食指有不灵活的问题，跟大肠经气不通有关系。后缘的中间走的是三焦经，到达无名指。后臂的下缘包括肩膀一带，走的是小肠经。我们肩颈的一些毛病跟小肠经有关。小肠经在中医里属太阳，所以一些阳虚的症状会反映在小肠经上。

两臂酸痛、发麻　提示中风

对于上班族而言，双臂酸痛、发麻是经常发生的事情。然而，大多数人认为这些症状无关紧要，只要休息休息便可消失。其实，两臂上的症状可能是身体患病的信号，希望大家以后多多重视两臂透出的健康隐患。

健康隐患信号灯

臂后运行的经脉分别为手阳明大肠经、手少阳三焦经和手太阳小肠经。臂后外侧走大肠经，一直通到食指。由于肺和大肠互为表里，因此一旦食指发生活动障碍，则表明大肠经出了问题。臂后中间走三焦经，一直通到无名指。后臂下缘以及肩膀走小肠经，一直通到小指。大多数肩颈发生的病症都与小肠经有关联。

大病信号站

左右侧血压不一样的情况在临床很常见，一般人左侧与右侧的血压有细微的差别，但不应超过 20 毫米汞柱，如果超过，往往提示中风、动脉粥样硬化等风险。

你应该这么做

拍心包经首先要掐住腋窝下的极泉穴，极泉穴为心经上的穴位，是一个解郁的大穴。如果人经常郁闷，就有可能在腋窝下长出一个包，这是心气郁滞的表现。把极泉穴弹拨开了以后，就能逐渐化解包块。 如何衡量是否弹拨到了极泉穴呢？当我们弹拨腋窝下的一根大筋时，出现无名指和小指发麻的情况，就是弹拨对了。然后在这里多弹拨几下，同时用空拳沿着手臂的中线慢慢地拍下来，就能够化解心郁。

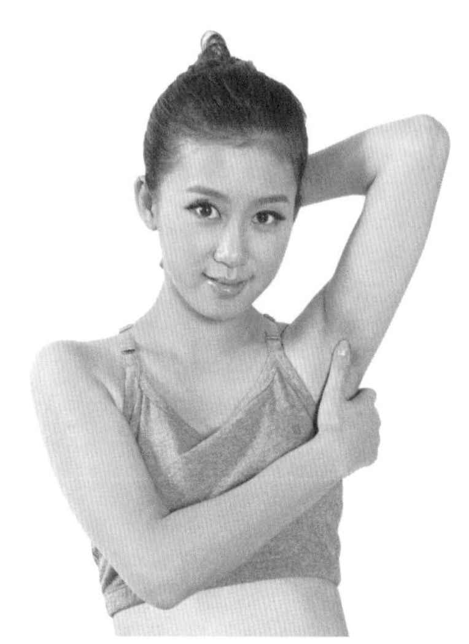

掐按极泉穴

两臂血压差　心脑血管疾病的“预警器”

一般来说，健康人两侧血压是不相等的，右侧血压高于左侧 5 ~ 20 毫米汞柱，但高血压患者的差异可能比较明显。我们在测量血压的时候会选择右上臂测血压，也就是说我们测血压主要是以右侧测量的结果为准。

健康隐患 信号灯

高血压患者如果出现两臂的压差较大，可以到医院检查排除相关疾病。除此之外，其他的降压控压方式与普通高血压患者相同。

高血压的控制一般都需要持续吃药，不能出现断点，而且血压的控制只要稳定、不出现大的波动，那么控压的效果就是有效的。

大病 信号站

在家中可以反复测量几次血压，如果两臂的血压差大于 20 毫米汞柱，那么就要及时到医院进一步检查病因，主要可能是动脉炎、动脉瘤等引起的动脉狭窄，应针对引起的病因治疗原发病。无论哪侧血压高，都可以诊断为高血压，都要进行降压治疗。

你应该这么做

1. 在日常生活中要低盐清淡饮食，多吃鱼，如鲑鱼、金枪鱼、鲱鱼、比目鱼等富含 n-3 脂肪酸的鱼类。流行病学调查发现，每周吃一次鱼，心脏病的死亡率低。

2. 用右手拇指点按左侧曲池穴（位于肘横纹外侧端，屈肘，与肱骨外上髁连线中点）1 分钟，然后换左手拇指点按右侧曲池穴 1 分钟。可明显降低外周阻力，能有效改善高血压患者的临床症状。

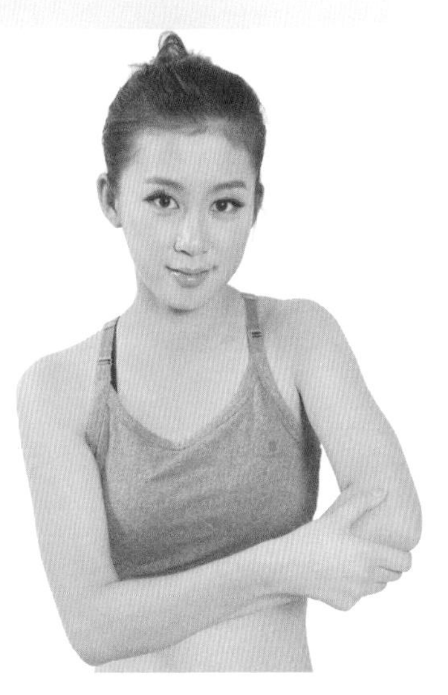

点按曲池穴

脚是健康的晴雨表

脚是一个躺着的人

躺在脚底的“人”与手上直立的“人”非常相似。趾尖处为上，近脚跟处为下，从眼开始，到生殖器结束。

健康隐患信号灯

- 睡眠中受到寒冷刺激，如冬季夜里室温较低，睡眠时盖的被子过薄或腿脚露到被外。
- 运动量大就会导致出汗多，如果没能及时补充盐分，就会造成机体液体和电解质大量丢失，代谢废物堆积，进而导致肌肉局部的血液循环不畅，最终发生痉挛。
- 疲劳、睡眠、休息不足或休息过多，会导致局部机体的酸性代谢产物堆积，进而引起肌肉痉挛。
- 睡眠姿势不正确也会导致肌肉痉挛，如长时间仰卧或长时间俯卧，都会使小腿的某些肌肉长时间处于绝对放松状态，引起肌肉被动挛缩。

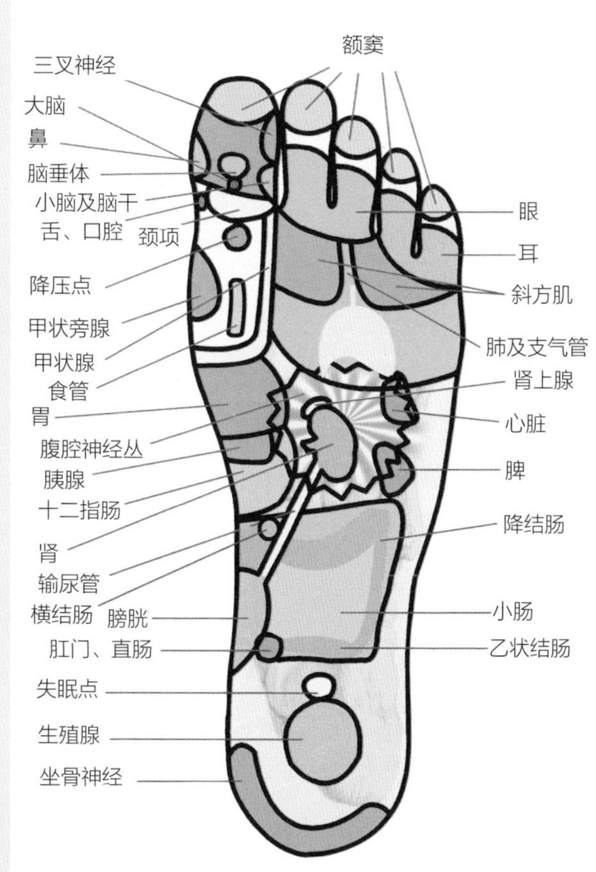

大病信号站

脚部趾甲厚重、发黄。这是由霉菌感染引起的，治疗不及时，就会变成灰指甲，还会发出难闻的气味。糖尿病、血液循环不畅者易“中招”。

你应该这么做

1. 泡脚最好选用木盆，开始时水不宜过多，浸过脚板就行，浸泡一会儿后，再逐渐加热水至踝关节以上（中途可加热水 1 ~ 2 次），水温一般保持在 40 ~ 45℃，水温过高（超过 55℃）会对皮肤造成刺激，过低（低于 30℃）会使人受凉，泡脚时双脚要时常搓动。泡脚时间不宜过长，以 15 ~ 30 分钟为宜（如果时间太长，容易增加心脏负担）。

2. 泡脚后用洁净的干毛巾擦干脚部，坐在床边或椅子上。

3. 将双手互相擦热后，左脚盘在右侧大腿上，用右手心上的劳宫穴（属于心包经，在手掌心，当第二、三掌骨之间偏于第三掌骨，握拳屈指时中指尖处）按摩左脚心上的涌泉穴，然后右脚盘在左侧大腿上，左手心上的劳宫穴按摩右脚心上的涌泉穴，转圈按摩，直到局部发红发热为止，按摩时动作要缓和连贯，轻重要适中。

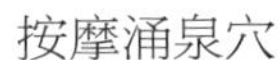
按摩涌泉穴

脚是人体的“第二心脏”

脚底按摩被越来越多的人当成保健养生的一种习惯，我们知道脚底穴位有很多，通过这些脚底反射区我们可以知道身体哪里不舒服，但是你知道通过看脚也可知你的身体健康吗？

健康隐患信号灯

- **脚底颜色：**五色辨病是中医学内容之一，五色为青赤黄白黑。中医学认为，正常脚底颜色略红，如果红色十分明显，可能有热；如果发青，可能有寒；如果出现异常的黄色，可能有肝胆疾病；如果发白，除可能有寒证外，还可能是营养不良和贫血；如果发紫或发黑，可能血液循环差。出现以上症状，应及时到医院就诊。
- **温度：**老人脚易凉，多为肾阳不足或保暖不当，平时应多吃一些温热的食物，如羊肉、大蒜、生姜等，以提高机体耐寒力。若脚心热，则可能是阴虚内热，应多吃一些绿豆、冬瓜等甘凉滋润之品，少吃羊肉、韭菜、辣椒等温燥之品。
- **趾甲：**健康人的趾甲颜色粉红，白色半月形约占趾甲长度的1/5。如果趾甲颜色苍白，可能是营养不良或贫血，应多注意饮食营养，保证每天热量需求。如果趾甲上有纵行条纹，表示机体虚弱，抗病能力差，应多参加体育锻炼，避免久坐久站，强健身体。

大病信号站

中医经络学说认为，人体的五脏六腑在脚上都有相应的穴位，脚底是各经络起止的汇聚处，脚背、脚底、脚趾间汇集了很多穴位；有人说“脚是人体第二心脏”，脚掌上有无数的神经末梢与大脑相连，是人体的保健特区，充分开发这个“特区”的保健潜能，对预防某些疾病有一定益处。

在临床上发现，心衰的患者最先会出现脚肿的现象，如果脚肿消散，那么心衰的症状也就会有所缓解。

你应该这么做

1. 在沙发前开辟一小块地方，铺上黄豆，每天看电视时光脚在上面踩 15 分钟，可促进新陈代谢，帮助排毒和燃脂。

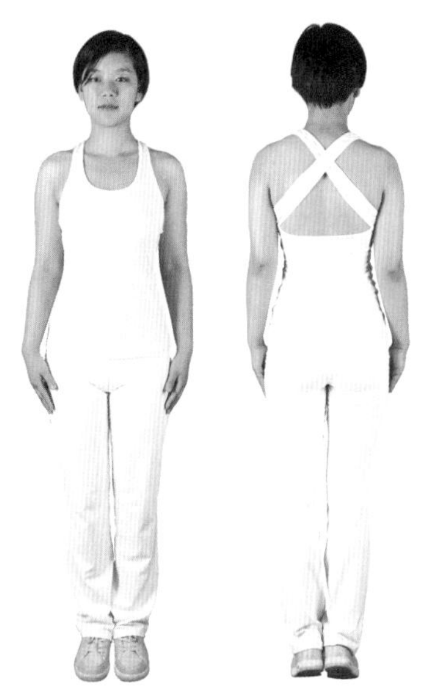

2. 身体先挺直站立，双手自然下垂。双脚尖点地，抬起足跟，然后落下足跟。重复做抬起、落下的动作 50 次，每天早晚各做 1 次。对脚踝进行保健，使脚踝由僵硬变得柔软灵活，可以改善气血运行，对心脑血管及神经系统功能都有益。

3. 坐位屈膝，以拇指指腹点揉复溜穴（位于小腿内侧，脚踝内侧中央向上二指宽处，胫骨与跟腱间）。点揉的力度要均匀、柔和、深透，使力气深达组织深层，以有酸痛感为佳。每次点揉 3 ～ 5 分钟，两边复溜穴交替点揉。

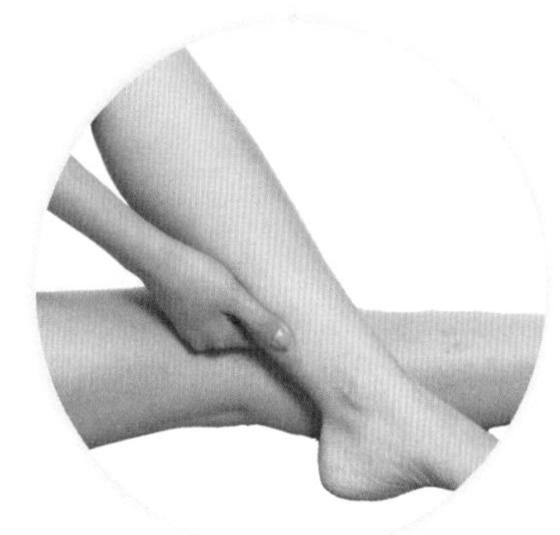

点揉复溜穴

4. 趴在床上两肘支撑上半身，抬头，两小腿向后翘起，两只脚相互磕打 3 ～ 4 分钟，然后双腿并拢左右摆腿 4 ～ 5 分钟。此动作可以预防和缓解颈椎病、腰椎病、静脉曲张、股骨头坏死等疾病。

杨力提示

土方缓解踝关节扭伤的疼痛

用松木锯末 500 克，陈醋 500 毫升，另加清水 400 毫升，煮沸后倒入盆中，将患足放在药盆上，距离约 20 厘米，再覆盖宽大毛巾。每次熏蒸 15 ～ 20 分钟，每日 1 ～ 2 次，5 ～ 7 次为一疗程。

不正确的走路姿势　可能是腰椎间盘突出的信号

每个人走路都有自己的习惯和特点，然而一些不正确的走路姿势不仅难看，还会损害健康。有些走路姿势暗示了健康大问题，很可能是某些疾病的预警。

健康隐患信号灯

- **走路时手臂不摆动：**后背下方有问题。如果一个人走路时，手臂不怎么摆动，可能是背部的腰椎有问题，常见于腰椎间盘突出、强直性脊椎炎等疾病。
- **走路步幅小：**提示膝盖骨骼退化。走路迈不了大步子，可能是骨关节炎等老年退行性病变疾病，以老年人多见。
- **踮着脚尖走路：**踮脚尖走路是典型的马蹄高弓足，由神经系统病变引起，比如脊椎神经损伤或脑神经受损。

大病信号站

走路脚掌先着地，可能是椎间盘突出或中风发作。脑瘫、偏瘫，因为肌肉无力而出现足下垂，走路时表现为脚掌先接触地面。椎间盘突出严重压迫神经时，会导致脚背肌无力，表现为足下垂。

你应该这么做

1. 走路时头颈部应该微微上抬而不是低下，因为低头容易造成颈后肌肉僵硬，而前面的肌肉长期处于一种松弛状态，这样就会产生肌肉萎缩或者挛缩。

2. 走路时肩微微展开，往后打开。

3. 跨步的时候后腿一定要伸直。如果不伸直，后面的肌肉会长期处于一种未激活的状态。时间长了，大腿后侧的肌肉也会萎缩。

4. 最健康的方式是先脚跟着地，然后逐渐移动重心，最后全落在前脚掌。

脚麻　中风偏瘫的信号

一旦发生中风，患者将出现运动功能障碍（偏瘫）、感觉功能障碍、身体平衡障碍、言语障碍、认知障碍、日常生活能力障碍、继发性功能障碍等，对家庭生活、经济等方面造成极大的影响。因此，提前预防显得尤为重要。

一般患者在中风发生前 2 周左右均有一些前兆，家属或当事人应该注意观察，若出现以下情况，应尽早就医。

健康隐患信号灯

- 脸部、手臂或腿部麻木，尤其是身体单侧。
- 说话困难或理解困难。
- 不明原因的剧烈头痛，呈持续性。
- 单眼或双眼视力出现问题，视物不清。
- 行走困难，不明原因跌跤，头晕眼花，失去平衡或协调能力差。
- 哈欠不断，如果无疲倦、睡眠不足等原因，出现连续哈欠，可能是脑动脉硬化、缺血引起脑组织慢性缺血缺氧的表现。

大病信号站

时常脚麻并伴有鼻出血，中老年人排除外伤、炎症因素后，反复鼻出血可能会发生脑出血。鼻出血不少是由血压不稳定引起的，不加以预防则会增加中风的风险。

你应该这么做

摩颈、耸肩防中风。每天早晚做双肩上提、放下的反复运动，每次做 3 ~ 5 分钟；双手摩擦发热后，迅速按摩颈部左右两侧，要用力中等，速度可稍快，以皮肤发热、发红为度，每天早晚各做 3 ~ 5 分钟。

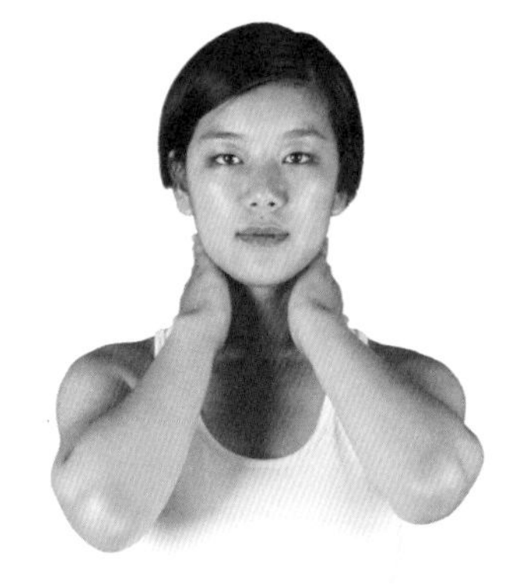

血管凸起呈紫色　提示静脉曲张

毛细血管扩张症的发生机理跟静脉曲张类似，都跟人类的直立行走有关。动脉的血液流动有心脏这个“泵”在推动，而静脉没有什么动力，是靠静脉里的一个个单向瓣膜把血液顶回心脏。躺着的时候还好，站立时要克服重力，就有一定困难。特别是久站、不常运动的群体，血液流动相对较慢，下肢静脉回流压力大，易出现静脉瘀血。

健康隐患信号灯

要判断腿部紫色的毛细血管网是不是静脉曲张，关键在于血管的粗细。一般来说，毛细血管平时是看不到的，只在一些特殊情况下才会看到，比如静脉曲张，静脉变得弯曲、扩张，呈现局部团块状。

大病信号站

这种腿部能看到紫色毛细血管的现象多见于女性以及需要长期站立的群体。除了影响美观外，这种紫色血管不影响健康功能，不致病、不致残，也没有静脉曲张导致的皮炎问题，因此不必过于担忧。当然，老百姓仅凭肉眼观察往往很难辨清究竟是皮下静脉网还是曲张的静脉。因此，出现此类问题建议到正规医院血管外科就诊，由医生来判断是否为静脉曲张，或者有无发展成静脉曲张的风险，以免延误治疗。

你应该这么做

要想改善腿部静脉回流，关键在于减少站立时间，工作间歇多走动以改善血液循环，坐着的时候可以把腿略抬起来。

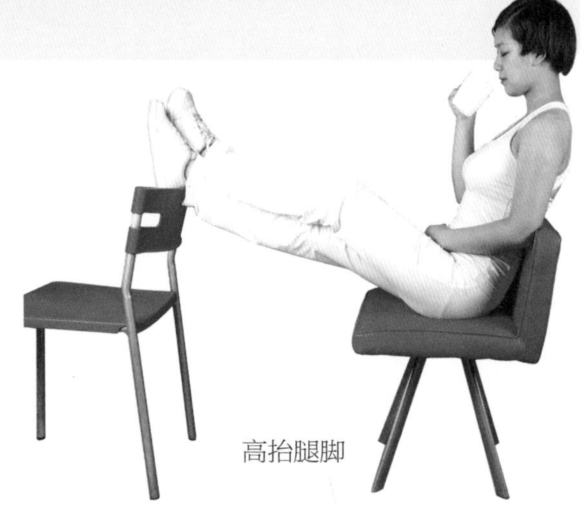

高抬腿脚

足部久痛、冰冷　糖尿病或甲减的信号

无论是脚部皮肤、趾甲乃至感觉的变化，都可能是潜在严重疾病的第一信号。脚是受神经组织影响的第一部位，因为双脚远离心脑和脊椎，当身体患病时，双脚最易受连累，因为血液在被送至内脏器官后才能到达四肢。所以，切不可忽视脚所发出的健康信号。这里告知大家常见的脚异常背后隐藏的身体健康隐患，如果你有此情形，最好去医院检查。

健康隐患信号灯

- **双脚久痛不愈：**这可能是糖尿病和皮肤癌的信号。双脚顽固性疼痛是糖尿病的信号，在毫无知觉的情况下，任何伤口、疼痛、擦伤均可接踵而至，一旦感染，最严重的需要截肢。非治愈伤口也可能是皮肤癌的信号，黑色素瘤可发生于身体任何部位，甚至是脚趾之间。因此，在做皮肤常规检查时别忽视了双脚。
- **双脚冰冷：**这可能是甲状腺功能减退的信号。甲状腺功能减退是导致双脚冰冷的常见原因，双脚冰冷只是甲减最轻的症状表现。

大病信号站

脚趾突然增大、肿痛。这可能是痛风或其他炎症的信号。脚趾突然变红、灼热和变肿，同时伴有关节疼痛，需立即予以关注，其典型致因包括痛风、关节炎、感染或创伤。

你应该这么做

按摩足部疼痛、冰冷处

按摩冰冷足部时，要因人而异，灵活运用手法，以足部最明显的疼痛部位为重点进行按摩。按摩前，先用温水洗净脚部，全身放松，每次按摩15分钟。按摩结束半小时内，应喝一杯温水，可利于气血运行。

足背部隆起　泌尿系统结石

传统医学认为，人体是一个有机的整体，人体内存在着复杂的经脉系统将全身上下联系起来，无论哪个器官或系统出现疾病，均会影响全身的健康，双足也不例外。足部有病会影响全身健康，身体其他部位有病也会反映到足部。足背部出现明显异常，也常常是身体内部疾病的信号。

健康隐患信号灯

足背侧的足趾根部出现小白脂肪块，为高血压的征象。

足背部趾关节处水肿，常提示患有盆腔炎或胸膜炎。

足背部出现隆起，多患有泌尿系统结石。

足背部有凹陷，可能为肝硬化或肝癌。

大病信号站

如果出现脚踝部位变粗大，很可能是肾病的信号。右脚踝粗大者，表明右肾可能患病；左脚踝粗大者，则表明左肾可能患病。

你应该这么做

1. 适当锻炼身体，促进身体排汗和新陈代谢，从而预防肾结石发生。

2. 保持良好的心情，不要有过大的心理压力，压力过大会导致酸性物质沉积，影响代谢功能。

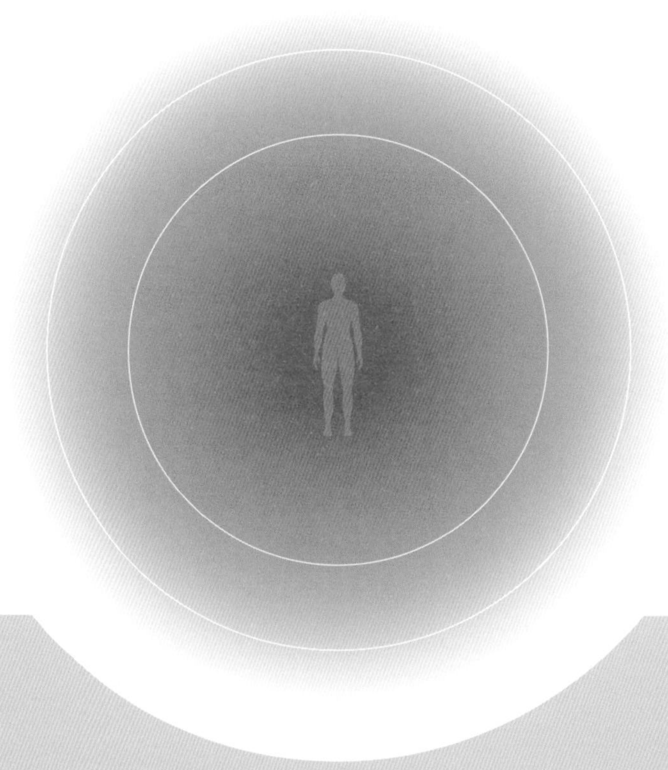

Chapter 4

身体是否健康，查『便』观色就知道

大便是消化道的一面镜子

正常大便是什么样子

作为三大常规检查之一，大便检查经济实用，具有重要诊疗价值。一般检查包括大便性状、颜色、气味等。

大便性状

一般年长儿和成人正常大便因含粪胆素，呈黄色或棕黄色；单纯母乳喂养儿的大便呈金黄色，有时由于含有未经代谢的胆红素而略带绿色；牛乳喂养儿大便呈浅黄色，若肠蠕动增快时也可排出浅绿色大便。正常人的大便软而成形，多呈圆柱状；婴儿大便因含水量稍多，可呈糊状或炒蛋样，里面还可以看到白色凝乳块样物，这是未被消化吸收的脂肪与钙或镁结合形成的。

大便颜色

大便颜色、性状的异常改变与吃的食物、药物及所患疾病等有关。此外，如出现羊粪样硬便，提示可能为习惯性便秘、肠痉挛性便秘、进食膳食纤维过少等；水样便，多见于婴幼儿腹泻（如轮状病毒肠炎、产毒性大肠杆菌肠炎）、先天性或继发性乳糖酶缺乏等所致肠吸收不良综合征等。

大便气味

气味正常的大便中因含有蛋白质分解产物，有粪臭味。饮食中摄取蔬菜多则臭味较小，摄取肉类多则臭味大。正常婴儿的大便多无特殊臭味，单纯母乳喂养儿大便可有酸味，而牛乳喂养儿大便可稍有臭味。大便有酸臭味提示小儿腹泻（尤其是消化不良引起者）、糖类异常发酵；恶臭味多见于慢性肠炎、慢性胰腺炎等；腐臭味多见于直肠癌或直肠溃疡。

柏油样便　胃溃疡

正常大便是成形的黄褐色软便，之所以会变成柏油样便，是消化道出血的缘故。消化道出血后血液分解，红细胞释放出血红蛋白，血红蛋白在胃酸和肠道细菌作用下，与大便中的硫化物结合成为黑色的硫化铁，于是大便变黑；硫化铁刺激肠壁，使黏液分泌增多，大便表面像有一层光亮的油性膜，就形成了柏油样便。

健康隐患信号灯

上消化道出血

当医生发现患者出现柏油样大便，第一个怀疑的就是上消化道出血，包括十二指肠、胃、食管等部位的出血。引起出血的疾病可能是十二指肠溃疡、胃溃疡、胃癌、胃息肉、食管癌和肝硬化导致的食管静脉曲张破裂等。

大病信号站

柏油样便，尤其伴有呕血时，要考虑肿瘤的可能。另外，胆道与胰腺出血，也可出现柏油样便。这种情况要及时上医院检查。

杨力提示

鉴别假柏油样便

进食过多的猪肝、动物血（猪血、羊血、鸭血、鸡血等）。这些东西吃得过多，大便会呈暗红色甚至出现柏油样便，大便潜血试验阳性或强阳性，但吃3日素食后，大便颜色即恢复正常，潜血试验也转阴。

血便　分清是痔疮还是肠癌

大便是食物经胃肠道消化吸收后所剩下的“废物”，可医生很看重这些“废物”，诊治疾病时，总会问患者有关大便的情况，因为它反映人体的健康状况。

健康隐患信号灯

- **鲜血便：**大便中含有新鲜血液，常因下消化道出血引起，如结肠癌、肠息肉、痔疮、肛裂等。直肠附近黏膜血管丰富，大便干燥、秘结时也易损伤小血管引起破裂出血，血液没有经过肠道分解破坏便排出，所以往往保持鲜红的颜色。
- **黏液脓血便：**肠道下段有炎性疾病，如细菌性痢疾、致病性大肠杆菌肠炎或溃疡性结肠炎等，患者大便中常含有黏液、少量脓和血。细菌性痢疾还有一个特征，患者每天排便可达数十次，大便前常有阵发性腹痛，便后总有排不干净的感觉，这种症状在医学上叫“里急后重”。

大病信号站

痔疮便血的特点是在排便时出血，血色鲜红，排便后便血自行停止；直肠癌则是大便带血，很多情况下同时混有黏液或脓液，这种血的颜色比痔疮出血颜色要暗一些。其次，直肠癌会出现排便习惯的改变，比如次数增多或便秘与腹泻交替出现。此外，直肠癌常会伴有其他症状，比如腹部不适、腹胀或持续性隐痛。由于肿瘤消耗，患者还可能出现贫血、无力、体重减轻、低热等全身症状。如果是痔疮，则很少引起这些不适。

你应该这么做

一旦出现便血以及排便紊乱等可疑症状，不要轻易断定自己是患了痔疮，而应及时找专科医生就诊，做一下肛门指诊、直肠镜、结肠镜等检查。

水样便　肠道传染病、细菌性食物中毒

水样便腹泻多见于各种食物中毒，引起食物中毒的病原菌可产生肠毒素，这类毒素可刺激肠黏膜上皮细胞膜上的酶系统，引起一系列酶反应，不但可抑制肠黏膜细胞对肠腔内水和钠的吸收，还能促进肠液与氯离子的分泌，导致大量水分从肠道内排出。

健康隐患信号灯

- **水样便（或粥样便）：** 患肠道传染病、细菌性食物中毒、消化不良时，由于肠蠕动加快，大量水分伴随消化不完全的食物一同排出，使大便呈水样或稀粥样。金黄色葡萄球菌性肠炎，大便呈黄绿色、米汤样或海蓝色稀水样，内含半透明蛋花样或黏膜样物质，便次多，量大。

大病信号站

淘米水样便是霍乱或砷中毒时的特征。短时间丧失大量肠液，在这些排出的肠液中缺少有色物质胆色素成分而呈淘米水样。出现这种情况，不可掉以轻心，应立即去医院检查。

你应该这么做

1. 选择新鲜、无变质的食物。

2. 为防止熟食被细菌污染，切生食和熟食所用的刀、砧板要分开；做凉拌菜一定要洗净，最好不要吃隔顿凉拌菜。

3. 冰箱里存放的食物应尽快吃完，冷冻食品进食前要彻底加热，因为不少细菌在冷藏、冷冻条件下不会死亡，绝不能把冰箱当作食品保险箱。

4. 有些细菌产生的毒素不怕高温，因此并不是食物加热后就可以放心吃了，一些剩饭、剩菜经加热后仍有引起食物中毒的危险，常温下保存时间不得超过 2 小时。

脂肪便　警示胰腺疾病

人进食后多余的热量会变成脂肪，贮存在皮下或腹腔内。人饿时，脂肪便燃烧分解，供给人体各种活动所需的热量。

健康隐患信号灯

- **脂肪便：** 大便量多，大便表面有油滴，味酸臭。这种大便提示脂肪有水解、消化、吸收障碍。主要见于慢性胰腺炎或胰腺癌。
- **细条状便：** 扁平的带状长条状大便往往提示肠管下端狭窄，如直肠癌或直肠息肉、肛门狭窄。

大病信号站

如果脂肪便不是出现在钡餐造影（一种检查方式）后，那就要考虑胆管受压、阻塞性黄疸等，由于胆总管完全阻塞，大便因缺乏粪胆素而呈灰白色，似白陶土样。

你应该这么做

1. 加强锻炼，远离胰腺疾病。经常参加体育活动，如跳舞、打太极拳、踢毽子等，都能增强机体的抗病能力，减少疾病发生，对于胰腺疾病也有一定的预防作用。

2. 点按胰腺反射区。用拇指点按手部胰腺反射区 3 ~ 5 分钟（在双手胃反射区和十二指肠反射区之间，第一掌骨中部）。可调理胰腺炎。

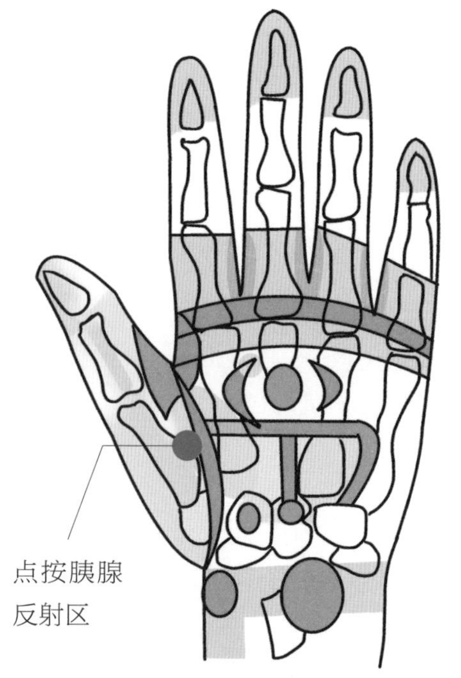

便秘　不仅仅提示消化系统疾病

便秘是一种常见的症状，它不仅是痔疮、肛裂、肛瘘等肛肠疾病的重要诱因，还可引起或加重许多全身性疾病，甚至导致猝死。据统计，约有半数以上的老年人患有便秘。不少老年朋友对便秘有很多疑问，比如：便秘与大便次数有关吗？便秘为何会严重威胁心脑血管健康？

我们通常认为，正常人摄入食物，经消化与吸收到形成大便排出体外需要 24 ~ 48 小时，若超过 48 小时即可视为便秘。但随食物成分不同，个人的饮食及排便习惯不同，间隔时间可有很大差异。一般每日 1 次，起床后或早饭后排便。有人习惯于 2 ~ 3 天排便 1 次，有人虽然 4 ~ 5 天甚至更长时间排便 1 次，却不感觉排便困难，排便后仍有舒适与愉快的感觉。因此，不能只按排便次数多少来确定便秘，应按个人排便习惯来确定。只要排便顺畅，无痛苦，就不能算是便秘。

健康隐患信号灯

- **结肠无力性便秘：**多见于老年体弱者，表现为肠鸣音减少，便次减少和粪量少。
- **排便动力缺乏性便秘：**见于膈肌衰弱如慢性肺气肿者；腹肌衰弱如多次妊娠、肥胖、急剧消瘦者；提肛肌衰弱如经产妇。
- **肠壁刺激匮乏性便秘：**多因饮食中膳食纤维少、活动量太少导致，见于人为抑制便意、环境改变、精神抑郁、神经性厌食等。
- **肠蠕动抑制性便秘：**如长期应用泻药、神经节阻断剂、镇静剂、肌肉松弛剂、抗抑郁剂等抑制肠蠕动，导致弛缓性便秘。

大病信号站

出口梗阻型便秘由于肛门直肠附近的组织或器官发生生理性改变，导致排便困难。这类患者排便费力，常有拉不干净的感觉，或者有下腹坠胀感，每次的排便量较少。患者一般都有便意，也有少数患者便意不明显。做肛直肠指检时，医生可以摸到直肠内存有不少泥样大便。用力排便时，肛门外括约肌呈矛盾性收缩。

杨力提示

清理肠内毒素的好食物：猪血

造成肠内毒素过多的主要原因是错误的饮食习惯。平时可适量进食猪血，能防止肠内毒素堆积。猪血有很强的滑肠作用，可把肠道内的许多毒素带出体外。

你应该这么做

1. 注意饮食。养成良好的饮食习惯，忌食辛辣、油腻、肥甘之品。多食用富含膳食纤维的食物，如带皮的新鲜水果和各种蔬菜（每天应摄入 500 ~ 1500 克的蔬果），食用粗纤维食物应从少到多，逐渐增多，并要保证一定的饮水量。

2. 经常饮水。经常饮水有助于胃肠道保证充足的液体量，有利于排便。如果无其他禁忌，可每日饮水 2000 ~ 3000 毫升。

3. 坚持体育锻炼能改善胃肠的蠕动，提高腹部和会阴部肌肉的肌力，从而有利于保持大便通畅。

4. 对于便秘严重者，可适量服用缓泻剂，如大黄等。

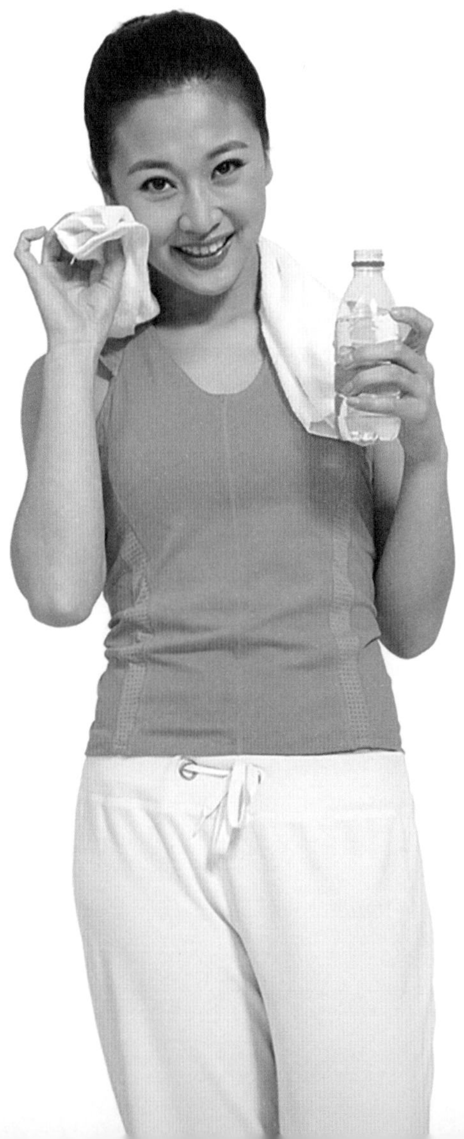

读懂小便里的健康信号

健康的尿液什么样

一般人都认为，尿液是人体排出的“垃圾”，其实不然，它是检测健康状况的“晴雨表”。人们吃下的食物经过消化吸收，会在血液里形成尿素、尿酸、肌酐、肌酸等“毒素”，只有通过尿液将它们及时排出体外，才不会影响健康。健康的尿液有一些标准，如果指标发生了改变，就可能预示着疾病。

尿液颜色：淡黄透亮

正常尿液的色泽主要由尿色素所致，其每日的排泄量大体是恒定的，所以尿色的深浅会随尿量而改变。健康的尿液应该是淡黄、透亮的，不会有沉淀、混浊的现象。但很多因素都会影响尿液的颜色，比如饮水量、体温的变化以及食物、药物的作用。喝水多的时候，尿液可能像白开水一样，是无色的；喝水少、出汗多的时候，尿液就可能会呈啤酒似的黄色，这些情况都是正常的。

排尿频率：每天不应超过 8 次

从理论上说，一个人每天的排尿次数不应超过 8 次。白天 7 次，晚上 1 次，这是最佳比例。但个人饮水量不同，白天排尿 4 ~ 6 次也是正常的。夜尿最好不超过 2 次，如果睡前喝水较多，起夜次数随之增加，也是正常的。但如果晚上没喝多少水，却老是起夜，就要留意了。

尿量：每天 1500 毫升

每天的排尿量应该在 1500 毫升左右，夜尿增多可能是肾功能不全。正常人每天排尿量为 1000 ~ 2000 毫升（平均 1500 毫升），一般正常人夜尿很少，如果发现夜里要起来好几回，而睡前喝的水并不多，就要警惕肾脏病变了。

怎样从尿液里发现疾病的蛛丝马迹

尿的颜色、尿量、气味和次数都可自行检查。如果发现异常现象，先不要惊慌，认真回忆一下前一天的饮食、服药及身体情况。

√为正常；× 为不正常，需要接受治疗。同样是尿量多，但量多与次数多是不一样的。

颜色	淡黄色或啤酒色。透明，不混浊	√
	深褐色或像红茶一样的红褐色。有时呈白色，混浊	×
尿量	每天约 1500 毫升，根据补充的水量而有所变化，很难准确地判断排尿量。与平时差别较大时要去医院	√
	无尿：每天 100 毫升以下；少尿：100 ～ 400 毫升；多尿：2500 毫升以上	×
气味	尿液中有氨味。由于吃的食物不同，会有所变化	√
	尿液中有甜酸味	×
次数	每天白天尿 4 ～ 6 次，夜里 0 ～ 2 次。饮食与生活习惯不同，尿量次数略有变化	√
	尿频：每天 10 次以上	×

通过上面的描述，相信你对尿液的自检也有了一定了解。

杨力提示

尿的气味也是一项评判标准

正常尿液含有挥发酸，放置后由于细菌分解尿素而出现氨臭味。若新排的尿液有氨味，可考虑是否患了慢性膀胱炎和慢性尿潴留。

如果你发现自己的尿液产生发甜的水果味道，就要立即去看医生。因为当人体在尽力排出葡萄糖时，血液中酮类物质会释放出这种味道，要考虑是否有糖尿病性酸中毒的情况。

尿液呈酱油色　提示肾脏疾病

生活中多注意观察自己的尿液颜色，对掌握肾的健康状况具有指导意义。

健康隐患
信号灯

- **尿液呈酱油色：**尿中红细胞被大量破坏所致，也可能是急性肾炎、急性黄疸型肝炎及溶血性黄疸等。

大病
信号站

导致尿液呈浓茶色的原因可能是外伤所致。外伤有可能导致肌肉产生横纹肌溶解，令肌红蛋白进入血液循环，促使肾小管堵塞，其中一部分进入尿中，产生茶色尿，这其实提示肾脏有更大损伤。

当尿液呈洗肉水色，可能提示泌尿系统疾病，包括肿瘤、结石、肾小球肾炎等，应尽快就医。

你应该这么做

1. 要避免受寒，尤其是腰以下要保暖，因为受寒易伤肾阳。

2. 保护腰，少累腰，因为腰为肾之府，腰伤则肾伤。不要过度劳累，过度劳累会增加肾的负担。

3. 避免纵欲，性生活要适度，因为肾精亏耗必然损伤肾阴。

4. 久病必治，因为久病易伤肾。

5. 忌一切辛辣刺激性食物，如芥末、韭菜、辣椒等。少吃烧烤、肥腻食物和海腥发物。

6. 尿检可发现早期肾病。早期肾病往往没有明显征兆，但尿常规检查中如提示蛋白尿、血尿，则是肾病早期的重要信号。因此，肾病最有效的早发现方法是尿常规检查。

尿黄像浓茶　提示肝有问题

如果尿液长期黄得像浓茶，提示肝脏有问题。如果肝内外的胆道如果被炎症、肿瘤、结石堵塞，肝脏损伤，肝炎都会导致尿色黄。如果尿液出现长期发黄的问题，一定要留神身体还有没有其他症状，如黄疸、疲倦、上腹部不适和疼痛，要重视相关的肝脏检查。

如果只是一两次的尿黄，时间短且没有其他不适，大可放心。尿液颜色改变与人体出汗、饮水量、饮食有关。如出汗多，饮水量小，尿液的颜色也会加深。上述原因造成的尿液变色在短时间内是可以恢复的。此外，刚起床时，肾脏里积存了整晚的尿液，所以，尿液颜色较深、气味重。等喝过水后，下一次尿液的颜色和气味都会好转。

健康隐患信号灯

尿色如浓茶：可能发生肝脏或胆道问题，导致尿中排出的胆红素增加，使得尿液颜色变得深黄。

大病信号站

尿液黄中带红，则很可能是尿路感染的症状，如尿道炎、泌尿系结石等。一般在血尿的同时还有尿频、尿急、尿痛问题。建议去泌尿科做检查，以免错过治疗的最佳时机。

你应该这么做

可用大拇指按压太冲穴（在足背，当第一、第二跖骨底结合部前方凹陷中），可呵护肝脏，促进肝脏新陈代谢。最好用指甲尖掐、压，要有一定力度，感到明显发麻胀痛，坚持半分钟到1分钟，然后再按压另一只脚。

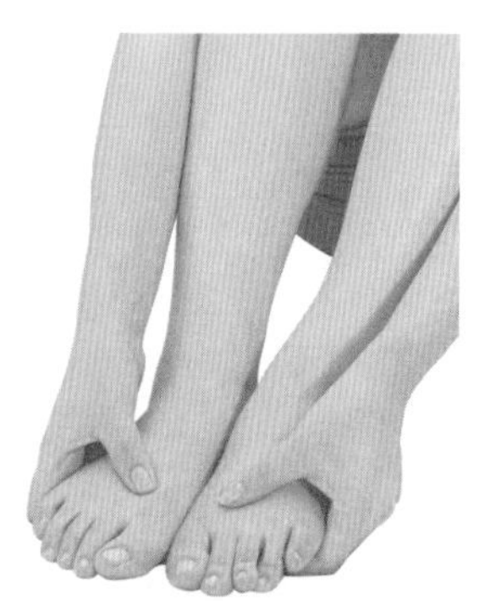

按压太冲穴

尿液泡沫多、有异味、蛋白尿　前列腺炎或肾炎

尿液发生什么变化就需要警惕肾病呢？尿液里出现泡沫就说明得肾病了吗？ 尿液中泡沫多是一个信号！正常情况下，尿液表面张力很低，形成泡沫较少；而当尿液中蛋白质增多，表面的张力就会变大，形成的泡沫就会较多。

健康隐患信号灯

- **前列腺炎：**如果尿液的表面漂浮着一层细小的泡沫，且久久不散，应该考虑是肾炎早期或前列腺炎。这种“小泡泡”是由尿液中蛋白过多引发的。此外，如果男士患有前列腺炎，尿液中可能携带前列腺液，这样尿液表面会有油珠，也会表现为“泡泡尿”。
- **肾炎：**肾炎最早期的改变就是尿液中出现蛋白，此时往往尚无其他任何症状，如果得不到积极有效的治疗，肾炎将进一步发展。

大病信号站

是不是肾病，取决于泡沫的量和持续时间。短时间内有泡沫，一会儿能消散的都算正常；尿液泡沫多且不散，就像洗衣粉放多了，水里有很多泡沫的那种，就需要警惕了。

你应该这么做

1. 玉米须 60 ~ 120 克，水煎后分 2 次服用或代茶饮，每日 1 剂，可连用 6 个月。尤适宜于肾炎之水肿、蛋白尿者。

2. 用对侧手的拇指指腹按揉太溪穴（位于足内侧，内踝后方与脚跟骨筋腱之间的凹陷处）3 分钟，力量柔和，以有酸胀感为度。可调节和缓解肾炎、前列腺炎、膀胱炎等病症。

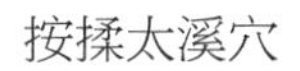
按揉太溪穴

血尿　肉眼看得见的要排查癌

血尿分为镜下血尿和肉眼血尿。所谓镜下血尿，是指尿液外观和颜色没有任何异常，仅在实验室化验尿液的过程中，发现其中有增高的红细胞，从而发现异常，这种情况往往是在患者常规体检的时候发现，本身并无特殊不适。另一种情况即所谓的肉眼血尿，是指我们人眼能够看到的出血，比如经常有患者说“小便的颜色和洗肉水的颜色一模一样”，就是最为常见的肉眼血尿的表现了。在 1000 毫升尿液当中，如果混有 1 毫升鲜血，就可以表现为肉眼血尿。

健康隐患信号灯

- **泌尿系统感染：**有血尿症状者并不在少数，通过多饮水以及有效的药物治疗，症状多可迅速缓解。
- **前列腺增生：**增生的腺体表面往往会有不同程度的黏膜充血。在一些情况下，也可以发生小量出血，从而引起血尿。
- **尿路结石：**一旦发作，可以表现为难以忍受的腰腹疼痛，可伴有恶心、呕吐，而且绝大多数合并镜下或肉眼血尿。

大病信号站

发生肉眼血尿最常见的肿瘤，是尿路上皮肿瘤，包括膀胱癌、输尿管癌、肾盂癌等，其他如肾癌、前列腺癌也时常有以肉眼血尿为首发表现的患者。所有肉眼血尿的患者，如果情况允许，都建议增加 CT 检查，排除肿瘤可能。

你应该这么做

1. 积极戒烟对预防膀胱癌大有益处。增加饮水量、不憋尿也对预防膀胱癌十分重要。

2. 出血量的多少与本身所患疾病以及病变的严重程度不成正比关系，因此，不要因为出血量偏多就盲目慌张，也不要因为血尿自行缓解而忽视就医。

白带——妇科病“情报员”

正常白带的性状

白带是妇女阴道里分泌的少量黏液状物质，犹如白色半透明蛋清样，高度黏稠，既无味，又无刺激性。白带也和月经一样，是女性一种正常的生理表现，可反映女性生理健康状况，也是某些妇科病变的征兆。

白带是怎样生成的

子宫颈、子宫内膜和腺体都能不断地向外分泌黏液，阴道壁同时也向外分泌黏液，加上阴道上皮细胞在雌激素的作用下周期性脱落。脱落的上皮细胞和分泌的黏液混合在一起，就成了白带。因为阴道脱落的上皮细胞有糖，被阴道杆菌分解为乳酸，所以才使阴道保持酸性的环境。各种致病菌如大肠杆菌、霉菌等，就无法在阴道内生长繁殖。

白带的分泌量

白带的分泌量、质地受体内雌、孕激素水平的影响，随月经周期而有量多量少、质稀质稠的周期性变化。比如有的人说自己白带过多，但到医院检查，结果在正常范围，只不过是她在排卵期的时候白带比较多。

那么，白带减少是不是也不正常呢？如果育龄期女性白带减少到不能满足生理需要，使患者经常感到外阴干涩不适，则为一种病态，常因卵巢功能减退、性激素分泌减少引起。

怎么观察白带

自测白带的性状，要从量、色、质地、气味几方面观察。白带是什么颜色的，外观是什么样的，阴部有没有发痒、有没有灼热的感觉，如果这些都没有，一般白带就应该属于正常。

如何自测白带异常

当白带的色、质、量发生异常改变时，就称为白带异常，有些女性对白带异常往往抱着能拖就拖的心态，或者自行购买一些阴道洗剂清洗，这些都是不可取的做法。白带异常是有原因的，而不同情况的白带异常反映了不同的疾病，比如有些恶性妇科肿瘤，最初反馈给人们的警告信号也是白带异常。

健康隐患信号灯

- **脓性白带：**黄色和黄绿色，伴有臭味，通常是由感染造成，常提示可能患有阴道炎、慢性宫颈炎、阴道癌或宫颈癌并发感染、宫腔积脓等。
- **水样白带：**量多，像淘米水，有的伴有奇臭，应警惕子宫颈病变、输卵管癌等。宜用宫颈刮片的方法或做下腹部 B 超检查确诊。此外，水样白带也可见于一些慢性炎症，如子宫黏膜下肌瘤伴有感染、慢性输卵管炎、宫颈炎等。
- **透明黏液性白带：**外观与排卵期的正常白带相似，但数量显著增多，应考虑可能为卵巢功能失调或宫颈高分化腺癌等。
- **凝乳块状或豆腐渣样：**多提示假丝酵母菌阴道炎，常伴有严重的外阴瘙痒或灼痛。
- **灰白色匀质鱼腥味白带：**多提示为细菌性阴道炎。
- **灰黄色或黄白色泡沫状稀薄白带：**一般因炎症所引起者白带多且色黄，多提示为滴虫性阴道炎。

大病信号站

在非月经期（排卵期偶见白带中夹有血丝属于正常现象），没有明显的炎症或创伤者，如果出现白带中夹杂血丝，特别是性生活之后加重或出现者、以往有严重的宫颈糜烂者，则应警惕宫颈癌，应及时做病理切片明确诊断。

你应该这么做

1. 保持性生活卫生，计划生育，避免多次流产、引产，不早婚、多育，搞好经期卫生和产时保健，都是防止妇科肿瘤发生的基本条件。

2. 女性千万不要吃过多冷饮、生冷瓜果等寒凉之物，从冰箱里取出的食物最好放置一段时间再吃。吃冷食之前，应先吃一些热的东西垫底。生姜性温，能温中散寒，可适当吃点。可多吃黑芝麻、核桃、红枣、花生等益气暖宫的食物，防止宫寒引起白带异常。

3. 每天快步走 30 分钟，子宫血液循环速度可提高 10%。

4. 经常按摩涌泉穴，对固护阳气、预防宫寒大有益处。除此之外，每隔 3 ~ 5 天，用刮痧板刮拭腰骶部、小腹部至发红发热，也是辅治宫寒引起白带异常的好办法。

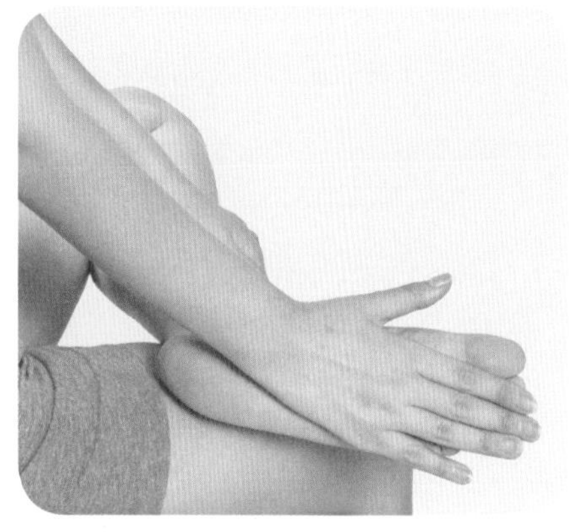

按摩涌泉穴

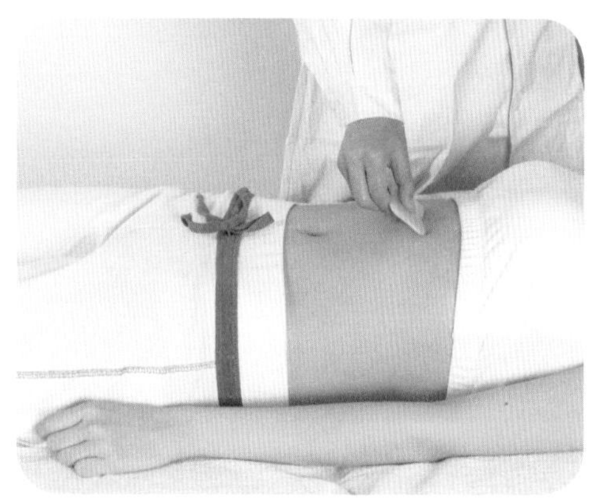

刮拭腹部

白带异常的调理

中医学在“带下病”中对白带辨病也有许多观点。一般来说，色深包括黄色、绿色等，质地黏稠、有臭味的白带，多属实热证；色淡包括淡白色、淡黄色等，质地清稀、有腥味的白带，多属虚寒证。这些异常白带的发生，多与脾、肾虚及湿邪有密切关系。

白带病的食疗方

脾虚型	带下色白、无臭味，患者少气乏力，食欲减退，大便溏薄，下肢轻度浮肿，舌苔白
湿热型	带下色黄、黏稠有臭味，小便黄赤，舌苔黄
肾虚型	白带稀薄、色清如水，面色偏晦黯，有较明显的腰部疼痛，小便清长，甚则四肢冷而不暖，大便稀烂，舌苔白，脉沉细（重按方可感觉到脉搏跳动）

山药莲薏汤：将干山药片、莲子（去心）、薏米各 30 克洗净，一起放入砂锅中，加水 800 毫升，用小火煮熟后即可食用，每日服食 1 次。适宜于脾虚型的白带异常。

山药莲子粥：鲜山药 250 克，莲子（去心）、大米各 50 克，煮粥，分 3 次服完。对脾虚有湿或肾虚不固的带下病有效。

预防白带异常的措施

1. 注意个人卫生：女性除了在同房前清洗外，同房后还应该排尿和再次清洗下身。尤其需要注意个人经期卫生，每日用温水清洗外阴，勤换内裤。

2. 切忌过度清洁：频繁使用含药物成分的洗液、消毒护垫，很容易破坏阴道的弱酸性环境，而阴道弱酸性环境可以保持阴道的自我洁净功能，其实 pH 值为 4 的弱酸配方的女性护理液更适合日常的清洁保养。

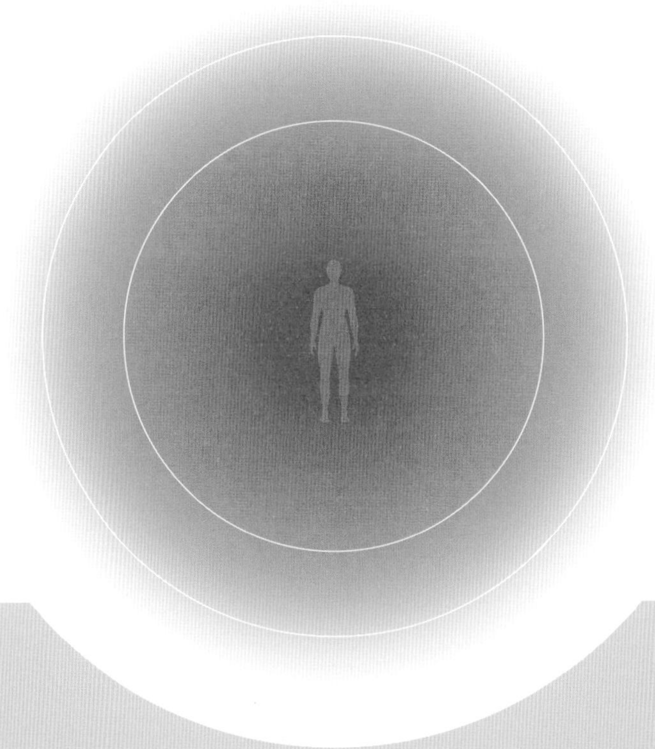

Chapter 5 疼痛是身体的求救信号，要学会喊痛

疼痛是身体在报警，不能忍

头痛　有些头痛会要命，必须及时就医

头痛其实是人体求救的信号，如果疼痛剧烈应彻底检查，确认是否为其他严重疾病的征兆。

健康隐患信号灯

- **偏头痛：** 头部一侧或双侧出现搏动性头痛，并且一整天都感到恶心。
- **紧张性头痛：** 工作压力太大，精神紧张、疲劳等，头部有紧箍感、束带感。
- **窦性头痛：** 疼痛位于眉骨附近，疼痛与鼻部疾病有关。
- **丛集性头痛：** 头痛中比较严重的一种，属于血管性头痛之一，疼痛位于一侧眼或眼眶周围。
- **伴有情绪问题的头痛：** 调查显示，有40%左右的抑郁症患者都会伴有头痛症状。这类患者往往会有自杀、自伤等倾向。

大病信号站

头痛十分剧烈，并伴有偏瘫或意识障碍，则可能是高血压脑出血的典型信号，有高血压病史的患者应提高警惕。

头痛突然、程度严重：有生以来第一次或最痛的一次头痛、性质发生变化的头痛、进行性加重的头痛，有可能是中风或脑动脉瘤的信号。

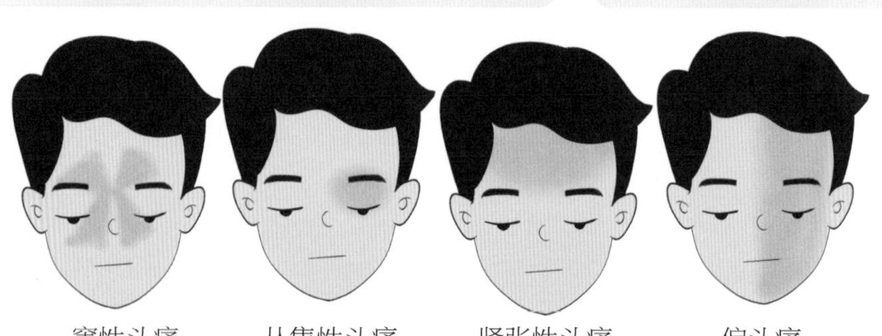

窦性头痛　丛集性头痛　紧张性头痛　偏头痛

你应该这么做

1. 正确应对诱发头痛的原因，避免压力过大、噪声环境、睡眠不足等，有助预防头痛复发。如果是疲劳、紧张引起的头痛，最重要的是注意休息，调节紧张的情绪，不一定要吃药；如果是高血压或青光眼引起的头痛，降血压或降眼压是当务之急。

2. 治疗以少服药为上策，可按压印堂穴或太阳穴止痛。

3. 偏头痛发作时，可将双手浸没于热水中，水温以手入水后能忍受的极限为宜，坚持浸泡半小时左右。此法可使手部血管扩张，脑部血液相应减少，从而使偏头痛逐渐减轻。

4. 头痛时，试着把热敷袋放在颈部，在前额两侧颞部头痛部位放冰袋。热敷袋能帮助患者有效缓解肌肉紧张，冰袋能帮助头部血管收缩，减少痛感。

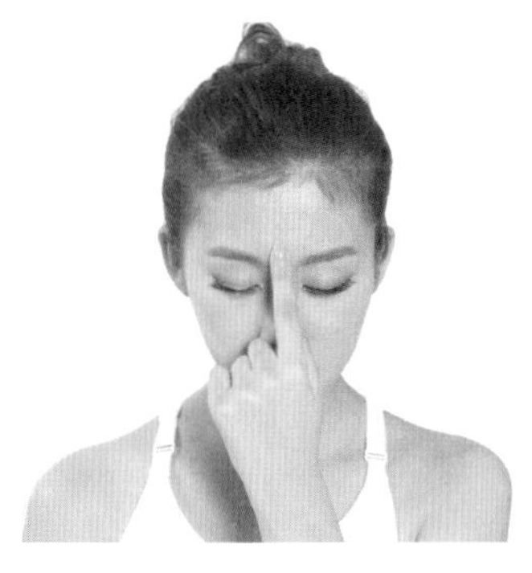

用拇指或中指以较强的力道点按印堂穴 10 次，然后再顺时针、逆时针各揉动 20 圈左右

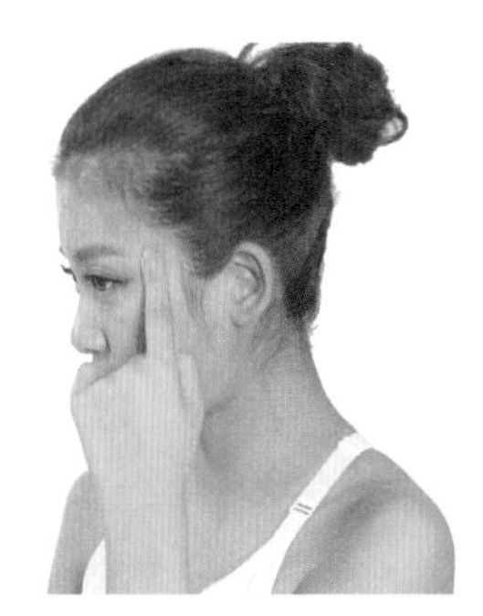

用食指、中指指腹在太阳穴到发际处轻轻来回转动按摩

杨力提示

头痛该看神经内科

头痛是神经系统常见症状，属于神经科疾病范畴，因此头痛的诊断与鉴别是神经科医生的基本功。就诊时，患者应该向医生描述以下几点病情：

- 发作时间：什么时候开始痛的，痛了多久；是持续的痛，还是阵痛。
- 头痛的部位：是前、后、两侧、一侧痛，还是游走性痛。
- 头痛的性质：怎样痛，是血管一跳一跳的痛，还是针扎样痛；是触电样痛，还是钻孔样痛；是打击样痛，还是爆炸样痛；是胀痛，还是闷痛。

牙疼　与全身多种疾病隐患息息相关

牙疼是口腔科最常见的病症。俗话说“牙疼不是病，疼起来要人命”，牙疼虽然是小毛病，却困扰着很多人。它可能由许多原因引起，如龋齿、急性牙髓炎、牙周炎、牙本质过敏、三叉神经痛等。

健康隐患信号灯

- **牙髓炎：**牙髓炎引起的牙痛表现为牙齿自发性阵发性疼痛，遇冷、热刺激及夜间平卧时疼痛会加重。
- **龋齿：**引起的牙痛表现为牙体有龋洞，早期多无自觉疼痛，但是如果遇到酸、甜、冷、热等刺激或食物嵌塞入龋洞时而感牙痛，外界刺激去除后疼痛多可止。
- **三叉神经痛：**三叉神经痛患者在牙齿部位都有“扳机点”（即触发点，刺激该点可诱发疼痛），如果三叉神经出现“故障”，牙齿就会表现出剧烈的疼痛，不少患者会首先看牙医，因此容易造成误诊。

大病信号站

心脏分布着丰富的植物神经，植物神经可以将心脏的异常信号传递到脊髓中枢。有些人会因为神经传达的位置不同，而感觉到咽痛、下颌痛、牙痛等不同部位的疼痛。因此在某些情况下，牙疼也被看作是心绞痛的非典型症状。

你应该这么做

1. 老年人不宜咀嚼过硬的食物，以免造成牙齿折裂和缺损。如牙面磨耗，遇冷、热刺激产生疼痛时，除用脱敏、防酸牙膏外，还可采用咀嚼茶叶、核桃仁、生大蒜的办法来缓解症状。

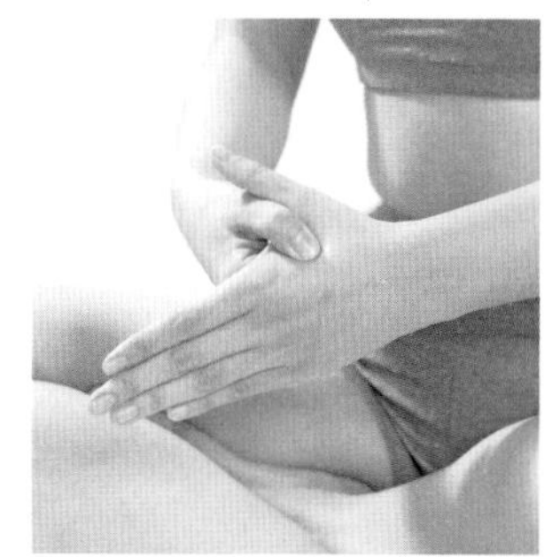

按压合谷穴

2. 牙疼时，可先含漱食醋 3 ~ 4 毫升，每次含漱 3 分钟后咽下，重复 3 ~ 4 次，然后用大拇指按压合谷穴（在手背，第一、二掌骨之间，约平第二掌骨中点处）20 分钟，力量可以大些，以感到酸胀且能够忍受为度。通常半小时后疼痛可逐渐消失。注意左侧牙疼，按压右侧合谷穴；右侧牙疼，按压左侧合谷穴。也可取冰块置于合谷穴上，一般冰敷 5 ~ 7 分钟。

3. 眼平视前方或微闭，嘴唇轻闭，舌尖轻顶上腭，上下牙齿互相叩击 40 次。叩齿时思想集中，想自己的牙齿越叩越牢固。叩齿完后，用舌沿上下牙齿内外侧转搅一圈，将唾液慢慢咽下。叩齿贵在坚持，起床后、午饭后、睡觉前各做 1 次，每次做 3 分钟左右。能固齿，使牙齿不易松动、脱落，从而减少龋齿等牙病的发生。

杨力提示

科学刷牙才能护齿

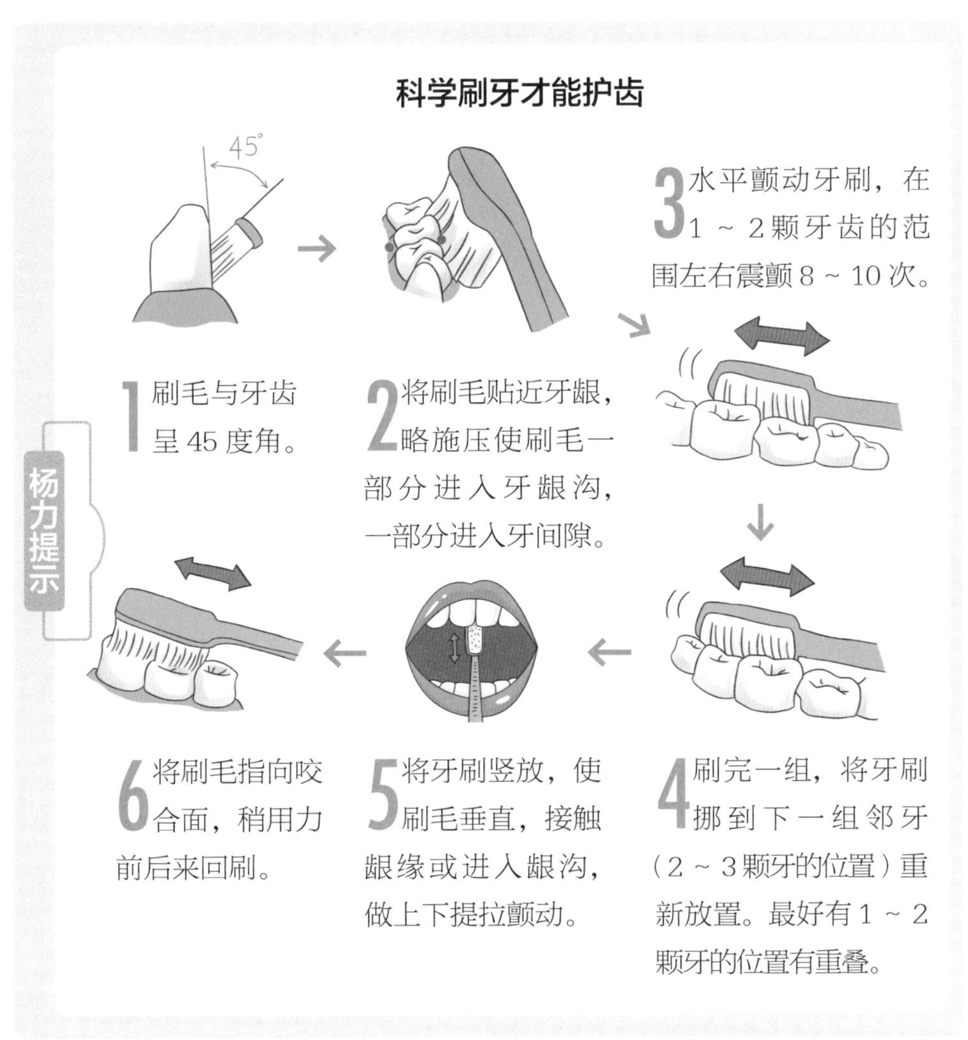

喉咙痛　超过 3 周，应尽快就医

喉咙痛是再普通不过的小病，人们都不以为然，痛得厉害就自己吃点药扛过去。然而，有些咽喉炎发展成咽喉脓肿，甚至发生水肿、血肿，一旦阻塞呼吸道，就可在几分钟之内将人活活憋死。因此，患者不要掉以轻心，如果是病毒感染造成的喉咙痛，症状通常持续 1 周自行消失，而超过 3 周的喉咙痛一定要到医院诊治。

健康隐患信号灯

- **慢性咽炎：**症状主要有喉头异物感、喉咙痛、咽喉红肿、喉咙干、咽痒咳嗽，严重时还会出现声音嘶哑。
- **扁桃体发炎：**扁桃体发炎可引起扁桃体周围脓肿，引起咽喉疼痛。
- **感冒：**包括喉咙痛、鼻塞、打喷嚏、轻微头痛及倦怠等全身不适感，多是病毒感染。
- **反流性食管炎：**由于反流液体进入食管与气管交接口，也会刺激喉咙引起疼痛。
- **急性会厌炎：**患者会感到咽喉肿痛，咽喉部异物感明显，吞咽困难，说话含糊不清，流口水，呼吸困难。同时，身体会畏寒发热。
- **肿瘤：**部分颈部和颅底肿瘤也有喉咙痛症状。当喉咙痛伴随腺体肿大时，应遵医嘱接受血液检查，排查免疫性疾病、淋巴瘤和白血病的可能。

大病信号站

咽喉脓肿继发水肿——水肿的发展速度快，可在 1~2 小时内影响呼吸。脓肿严重时，患者可能连嘴都张不开。如果脓肿波及咽喉周围的大血管，可导致患者死于大出血或血肿窒息。所以，咽喉脓肿时一定要去看医生。

你应该这么做

1. 饮食方面，要戒烟酒，忌食辛辣刺激或过烫的食物。梨、银耳、甘蔗等能滋润咽喉的食物是不错的选择。多吃一些富含维生素的水果，如猕猴桃、无花果、西瓜等。如果是慢性咽炎治愈后，为巩固疗效以防再发，可常喝绿豆海带汤、西瓜汁等。

2. 如果因胃火造成口臭、咽喉肿痛、牙痛、大便秘结等不适时，可以多按内庭穴（在足背，当第二、三趾间，趾蹼缘后方赤白肉际处）。胃火大的人还有一个表现就是老觉得饿。每天早晚可用大拇指点揉内庭穴 100 次左右。由于内庭穴比较隐蔽，也可以拿一个钝头的小棉棒来按摩，使穴位刺激更充分。

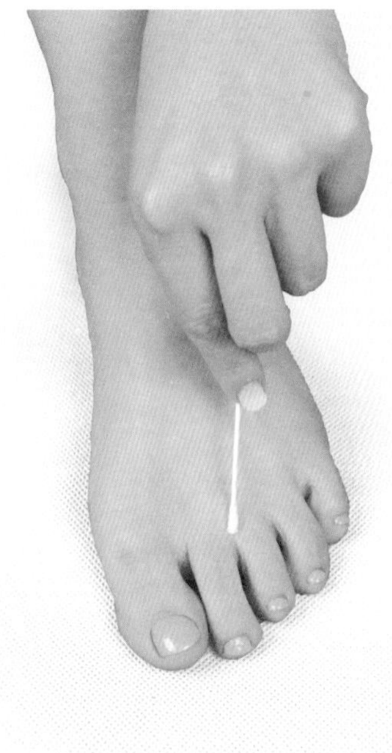
按摩内庭穴

3. 要常给居室通风换气，以防止上呼吸道炎症的发生。尽量避免有害气体刺激和放射线的损伤等。同时，保持口腔卫生，及时治疗邻近器官的炎症。

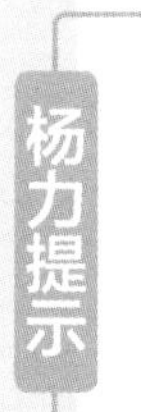

吃火锅喉咙痛怎么办

吃火锅容易上火，不少吃火锅的人在食用火锅一两天后，均会出现咽喉胀痛、口腔溃疡，甚至消化道出血等症状。

吃火锅应注意以下几点：一是把食物从锅中捞出稍凉后再食用，以防烫伤口腔和消化道；二是要待食物烫熟后食用，尤其是一些海产品和肉制品，既能减轻消化系统负担，又能有效杀灭食物中的寄生虫；三是不要过量进食高脂肪食物，多配些白菜、白萝卜、豆腐、生菜、木耳等凉性食物，尤其是豆腐和不去皮的生姜等，能有效防止喉咙痛和口腔溃疡。

如果已经喉咙痛，应该多补充水分，平时多吃梨、苹果等去火的水果。也可口服清凉冲剂降火。

颈椎痛　不一定是颈椎病

睡觉时枕头高低不适当、颈部受风湿等，都可引起颈椎痛。也有因颈部扭伤引起局部肌肉、神经痉挛，局部有压痛点，颈部一侧或两侧酸痛。颈椎痛也有可能不是颈椎病，而是椎管内肿瘤，千万不可疏忽大意。

健康隐患信号灯

- **颈部肌肉拉伤：**一些颈部肌肉的拉伤会引发颈部疼痛，如落枕、扭伤、撞击伤等。
- **颈椎病：**颈部疼痛的同时，伴有上肢（包括手部）放射性疼痛、麻木者。闭眼时，向左右旋转头颈，引发偏头痛或眩晕。
- **风湿性疾病：**风湿性疾病也会引发颈部疼痛，如肌筋膜炎、类风湿性关节炎等，是一种非细菌性炎症性疾病，但其疼痛范围广泛，多不会出现剧痛。
- **感染性疾病：**感染性疾病如颈部脓肿、化脓性病灶、结核性病灶等，除了引发颈部疼痛外，还多有肿胀，甚至有脓液排出。

大病信号站

在正常情况下，颈部的血管触摸得到却看不到，一旦发现颈部血管跳动明显，出现颈部“青筋”突现，则表明颈部血管出现异常，应及时就医。

侧睡：枕头高度适中，膝下垫枕头，缓解脊椎压力

仰睡：枕头高度适中，膝下垫枕头，缓解腰部压力

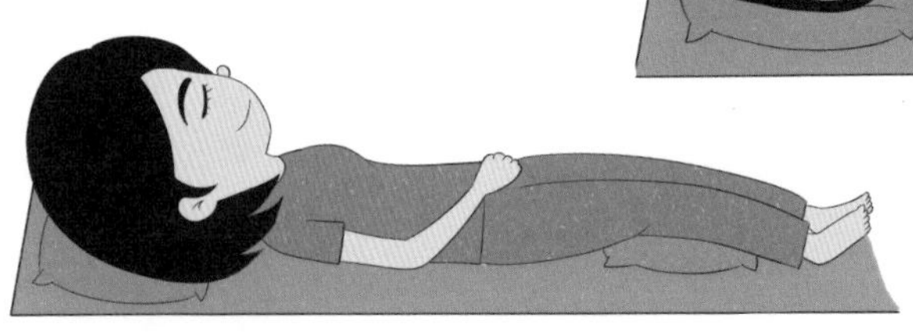

预防颈椎痛的睡姿

你应该这么做

1. 颈部肌肉力量可以通过锻炼增强，推荐一个“伸肌”锻炼法，即多练仰头。可以工作1小时左右，仰头4~5下，每次不建议太多；也可以采取对抗性方式，即用双手抱住后脑，在仰头的同时，双手向前用力。需要提醒的是，老年人特别是有骨质增生（也称为骨刺）或椎管狭窄者，不宜过度仰头，也不能随意大幅度转动头部，以免导致病情加重。老年人保护颈椎的方法多因人而异，最好提前征求医生意见。

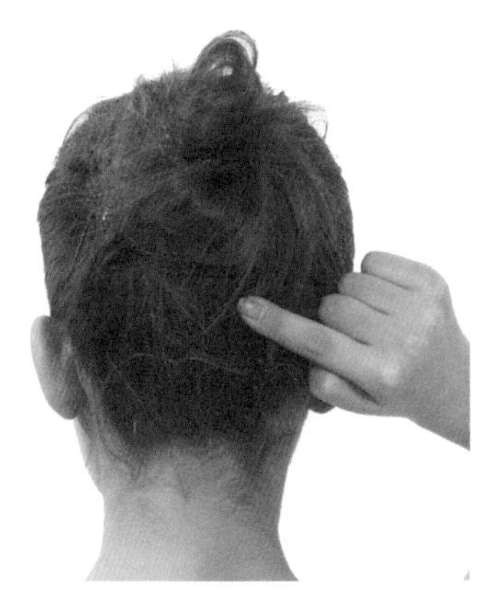

按摩玉枕穴

2. 两手五指自然扶于脑后（枕部），食指按在玉枕穴（在头部，后发际线正中直上2.5寸，旁开1.3寸）上，按揉36次，然后再用食指轻弹后脑风池穴（在颈后，枕骨下，胸锁乳突肌上端与斜方肌上端之间的凹陷中）3次，弹击时双手指交替进行，节奏要短促有力，每日1～2次即可。对眩晕、耳鸣、颈椎病、落枕等病症都有效果。

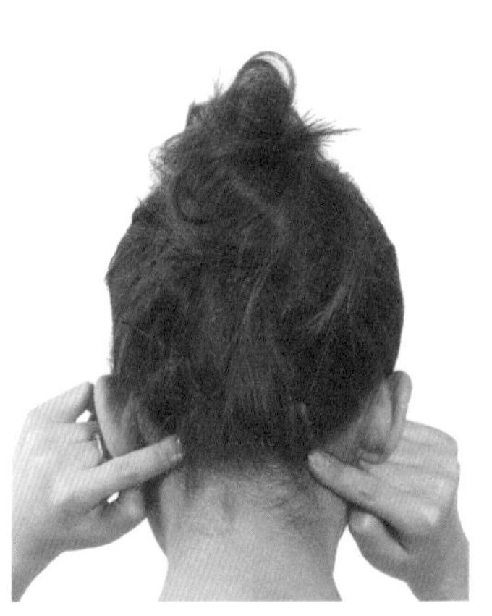

按摩风池穴

杨力提示

反复落枕查查颈椎

常有人一觉醒来发现落枕了，对此，多数人就是按摩一下落枕部位，或贴块膏药，不会特别在意。但如果是经常反复落枕，可能与颈椎病有关，应该查查颈椎了。

要想避免落枕，要选个好枕头。喜欢仰卧的人，枕头高度要保持与拳头等高（8厘米左右）；经常侧卧的人，枕头高度应是一拳半左右（12厘米左右）。枕头要有弹性，枕芯可用谷物皮壳、木棉、中空高弹棉，并配以纯棉枕巾。

胸痛　只要是突发性的，最好立即就医

导致胸痛的原因有很多，例如胸壁本身损伤、心血管疾病、消化系统疾病、呼吸系统疾病等。只要出现突发性胸痛超过 5 分钟，应立即就医。

健康隐患信号灯

- **心绞痛：**多表现为闷痛、压榨性疼痛或胸骨后、咽喉部紧缩感，有些患者仅有胸闷。
- **急性心肌梗死：**疼痛部位与心绞痛相仿，但性质更剧烈，持续时间可达数小时，常伴有休克、心律失常及心力衰竭，并有发热，含服硝酸甘油多不能缓解。
- **主动脉夹层：**症状表现为突然发生的心前区、背部或腰腹部剧烈疼痛。
- **胸膜炎：**胸部疼痛常在深呼吸或咳嗽时出现。
- **胃食管反流病：**烧心和反酸，还可见上腹痛、胸痛、嗳气、腹胀、上腹不适等。
- **其他疾病：**带状疱疹、脊椎退行性变、肿瘤等可引起肋间神经痛。常见症状为胸部疼痛，咳嗽、深呼吸或打喷嚏时疼痛加重。

大病信号站

出现了以前从未出现过的胸闷、乏力、心慌症状，或在活动时出现心慌气短等现象，并时常出现仅有几秒钟的心前区或胸骨后痛，须立即就医。此外，如果出现与劳累有关的其他部位疼痛，如上腹痛、牙痛、左肩臂痛、后背痛等，也需要引起重视。

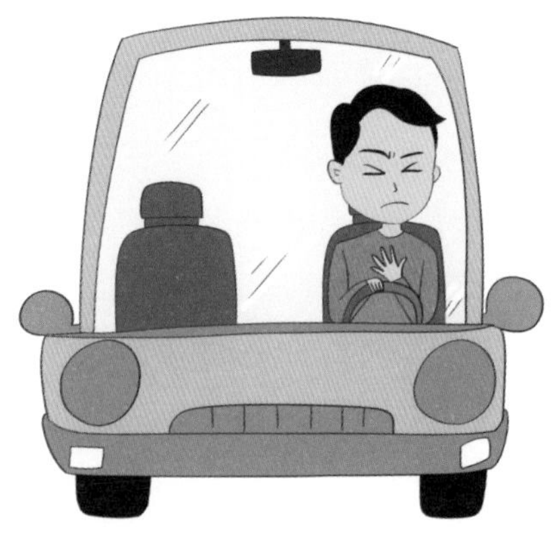

开车途中，突发胸痛、出冷汗等症状时，应及时停车就医

你应该这么做

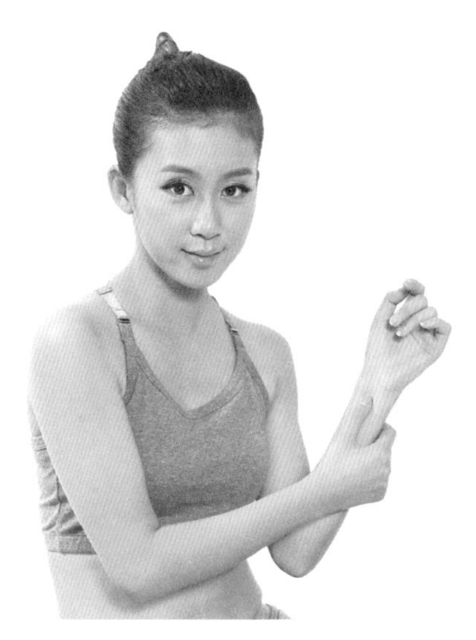
按压内关穴

1. 内关穴是心脏的保健要穴。中医有"心胸寻内关"之说，内关穴具有益心气、宽胸膈的功效，能缓解心痛、心悸、胸闷、胸痛等症状。拇指按压内关穴（在前臂掌侧，腕横纹上 2 寸，掌长肌腱与桡侧腕屈肌腱之间），食指托住外关穴（在与内关穴相对的另一面），两指相互按压，一捏一松 50 下，换另一手再重复 50 下。如感到心悸，可迅速按压内关穴，直到心悸消失，并隔日重复一次，以加强和巩固疗效。

2. 冠心病患者应随身携带硝酸甘油、速效救心丸等急救药物，发作时立即舌下含服并及时就医。

杨力提示

4 种人胸痛赶紧看医生

胸痛，是心肌梗死等心血管事件的重要症状，许多人认为自己没有心脏病，即便胸痛也没什么大不了，其实心肌梗死、猝死等病魔夺命并不只关注心脏病患者。"三高"患者、"老烟枪"、精神紧张的中青年、肥胖者都是心血管事件的好发人群，出现胸痛千万别忽视。

腹痛　不同部位可能与不同脏器病变有关

腹痛在日常生活中很常见，引起腹痛的原因也很多，腹腔的脏器病变和腹腔以外的疾病都有可能。以肚脐为中心，可以把腹腔分为右上腹、右下腹、左上腹、左下腹，这 4 个部位的疼痛可能与不同脏器的病变有关。

健康隐患信号灯

- **右上腹痛：**应重点考虑肝脏、胆囊的问题，如急慢性肝炎、肝癌、胆囊炎、胆结石等都可能导致右上腹疼痛。此外，还要注意胰腺、十二指肠、右肾、大肠右段（升结肠）等部位是否出现问题。
- **右下腹痛：**首先应想到是否患有阑尾炎。如刚开始为上腹部疼痛，数小时后转为右下腹痛，伴有恶心、呕吐等，多为急性阑尾炎。此外，还应考虑小肠、盲肠、右输尿管问题。如伴有尿频、血尿等，很可能是输尿管结石。女性还应注意右侧卵巢及输卵管是否出现问题。
- **左上腹痛：**首先应考虑脾、胃的问题，还需注意胰腺、左肾、大肠左段（降结肠）。如左上腹持续疼痛，伴有阵发加剧，波及两侧腰部，并因进食而增强，则很可能是急性胰腺炎。
- **左下腹痛：**可能是乙状结肠或直肠的问题，如肠梗阻、阑尾炎、肠炎、痢疾、肠道寄生虫病、肠癌等，也应考虑是否和左输尿管有关。女性还应考虑是否左侧卵巢及输卵管有问题。
- **肚脐周围疼痛：**主要应考虑小肠及胰腺的问题。

大病信号站

每个人都有过腹胀、腹痛的症状，但如果这种症状突然变得规律和频繁，很有可能是慢性胰腺炎，这时要马上就医检查，排除胰腺疾患。

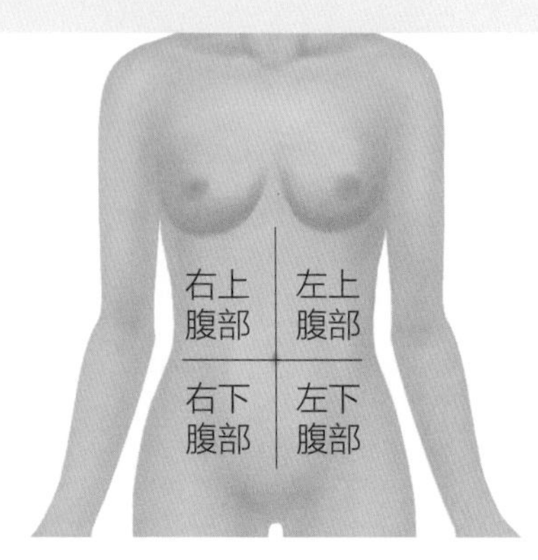

你应该这么做

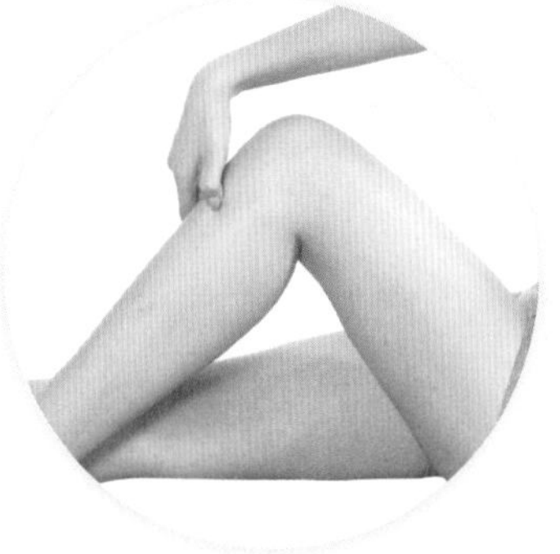

按压足三里穴

1. 腹部的疼痛不可大意。对剧烈的绞痛或不明原因的持续疼痛，不要觉得忍一忍、用热水焐一焐就过去了，而要引起警惕，要及时去医院就诊。通常医生会让你做腹部 B 超，化验血常规、血生化等，必要时还应做整个腹腔的 CT 检查。

2. 用大拇指或中指按压足三里穴（由外膝眼向下量四横指，在腓骨与胫骨之间，由胫骨旁量一横指处即是），每次按压 5 ~ 10 分钟，每分钟按压 15 ~ 20 次，注意每次按压要使足三里穴有针刺一样的酸胀、发热的感觉。可缓解大部分因消化系统疾病引起的腹痛。

3. 用指压刺激梁丘穴（在股前区，髌骨外缘上 2 寸，股外侧肌与股直肌肌腱之间），朝大腿方向加压时，震动较强，可用大拇指用力压。微弱的刺激无法止住突然发生的胃痉挛，而应该用可导致疼痛的力量用力加压。

按压梁丘穴

杨力提示

上腹部疼痛的自我鉴别法

按法：用自己的右手按住疼痛部位，并逐步加大压力。如果上腹痛按之可缓，以胃源性疼痛可能性大（如胃溃疡、胃痉挛等）；反之，如按压后上腹痛更甚，则可能为胆道、胰腺等炎症所致：如果疼痛部位痛得连碰都不能碰，那说明情况紧急，很可能发生了胃或胆道等处的穿孔，应立即就医，刻不容缓。

肩背痛　未必就是肩膀的毛病

肩背痛是一种慢性的软组织劳损性疾病。许多人由于长期伏案、使用电脑、驾驶汽车或挎单肩背包，长时间姿势不良或同一种姿势持续时间过久，出现颈部、肩膀发沉，后背酸痛、僵硬及沉重感等症状。但肩背痛未必就是肩膀的毛病。如果一味当作肩周炎来治，有可能会误诊和漏诊。

健康隐患信号灯

- **颈肩肌筋膜炎：** 肩背部肌肉经常处于收缩状态，时间一长，则易引起肩背部肌肉痉挛、劳损，肩背部疼痛、僵硬、运动受限及软弱无力等症状。
- **肩周炎：** 以肩关节为中心的肩部疼痛，可使肩部活动受到限制。
- **颈椎病：** 越按越痛，可能是颈椎病。由神经根水肿引起的神经根型颈椎病是最常见的颈椎病，该病急性发作时千万不可进行按摩、推拿、牵引，否则会使病情恶化。
- **心脏病：** 由于肩部疼痛和心脏疼痛的感觉神经很接近，都在脊髓后角的地方，所以心脏出现问题时，也会反射性地引起左肩部疼痛，比如心绞痛、心肌梗死等。
- **胆囊炎：** 急性胆囊炎症可刺激右膈神经末梢，出现右肩部皮肤反射性疼痛。

大病信号站

当颈肩部出现莫名的强烈痛感时，不要错以“肩周炎”对待，可到医院做 CT 排查（排查脊椎恶性肿瘤、肺癌等）。当肺部癌肿压迫到臂丛神经时，也会导致肩痛现象。和肩周炎不同，肺癌除胸肩部隐痛之外，还有很多其他症状，如久治不愈的咳嗽、咯血等。

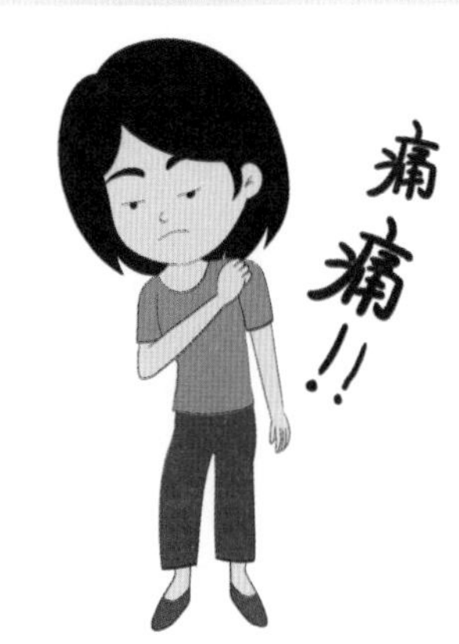

左肩痛留神心绞痛；右肩痛注意查胆囊；越按越痛可能是颈椎病；莫名疼痛可能与肿瘤有关

你应该这么做

1. 造成肩部疼痛的原因有多种，但多为肌肉劳损引起体内血液循环不良导致肩部疼痛，所以，促进肩颈部的气血循环是治疗肩部疼痛的要点。可将患侧肩部浸泡在 38 ~ 40℃的水里。另外，泡好之后用喷头喷淋肩部，先用 40 ~ 42℃的水直接喷淋 2 ~ 3 分钟，然后再用 17 ~ 20℃的温水喷淋 2 ~ 3 分钟，这样交替喷淋，反复 10 次。

2. 用热水将毛巾浸湿，敷在两肩酸痛部位，3 分钟后取下，重新用热水浸泡后再敷。每天热敷 10 分钟，可缓解肩部疼痛。

3. 用拇指和食中二指相对用力，提拿肩井穴（在肩胛区，第七颈椎棘突与肩峰最外侧连线的中点）处的肌肉，每天操作不限次数。或者用食中二指点按肩井穴，以透力为度，使肩部或胸部、上肢出现麻木感。经常刺激肩井穴，有助于治疗肩周炎等病引起的肩颈肌肉痉挛、疼痛、上肢酸胀麻木等。

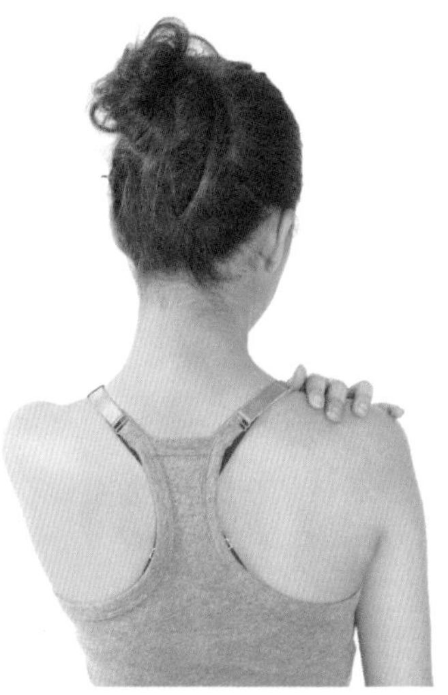

点按肩井穴

杨力提示

白领女性如何远离肩背痛

- 经常单肩背又大又重的背包，会导致双肩失衡，身体自然抬高一侧肩膀，导致脊椎变形。应该尽量给背包减负，重量不超过体重的 10%。另外，可双肩轮换着背包。东西多的话可分成两个包，左右肩各背一个。
- 高跟鞋会导致背部弓起，关节压力增大。穿人字拖时间过久也容易导致足部不稳，进而导致背痛。因此，不要长时间穿高跟鞋或人字拖。
- 中青年女性，尤其身材丰满和长期伏案工作者，要选择松紧适宜的胸罩，并且回到家中，尤其是睡眠时一定要解除胸带的束缚，让背部皮肤肌肉的紧张压迫刺激得以缓解。

腰痛　发作时间能助你找出“罪魁祸首”

很多人都有过腰痛的经历，但到底是什么原因引起的呢？腰痛是一种常见症状，腰椎间盘突出、创伤、感染性炎症、泌尿系统疾病等都可能引发。其实，腰痛的发作时间能帮助我们找出“罪魁祸首”，因为不同原因引起的腰痛，其发作时间、周期会有一定的差异。

健康隐患信号灯

- **早不痛晚痛：** 腰椎间盘突出患者的这种表现较为典型，往往早上腰痛减轻甚至完全不痛，但中午过后开始腰痛发作，且越到傍晚就越痛。
- **晚不痛早痛：** 如强直性脊椎炎、血管炎、结核或骨髓炎、肌纤维组织炎、筋膜炎等引起的腰痛，往往是一早起来最痛，经过活动后，疼痛减轻或消失。
- **不分早晚日夜痛：** 泌尿系统感染、肾脏病变、妇科炎症、盆腔肿瘤等都会引起腰痛，胃、十二指肠溃疡有时也会引起腰部的放射性疼痛，因这些疾病引起的腰痛往往不会随着活动的增加而加剧，也不会随着休息而消失，多表现为疼痛不分时间。

大病信号站

骨癌的疼痛是所有癌痛中最剧烈的，它的特点是静止痛，越安静越疼；活动开了，疼痛反而减轻。当腰椎或关节出现慢性剧烈疼痛时，应及时去医院检查。

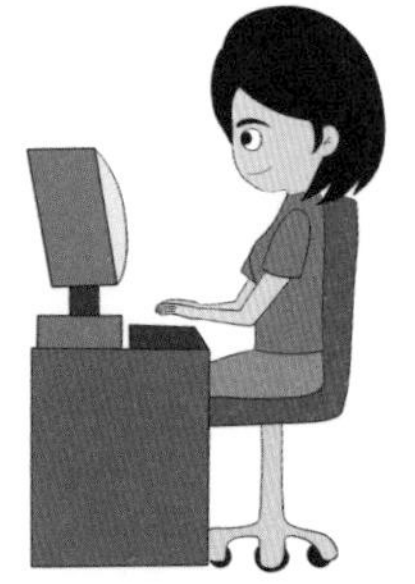
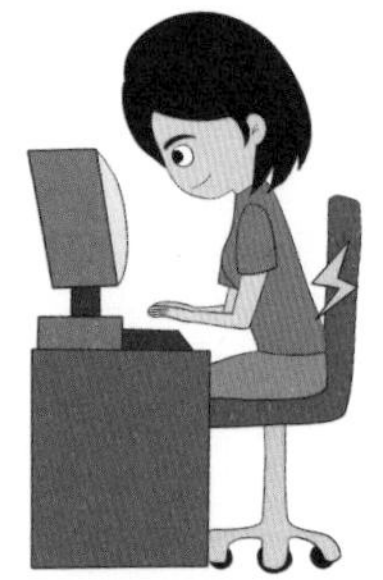

有靠背、少烦恼

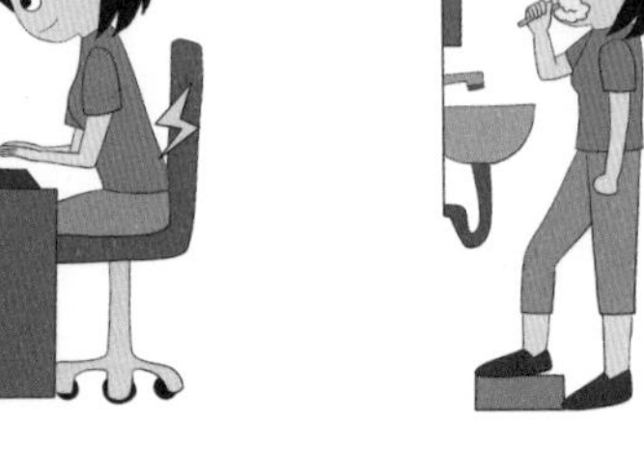
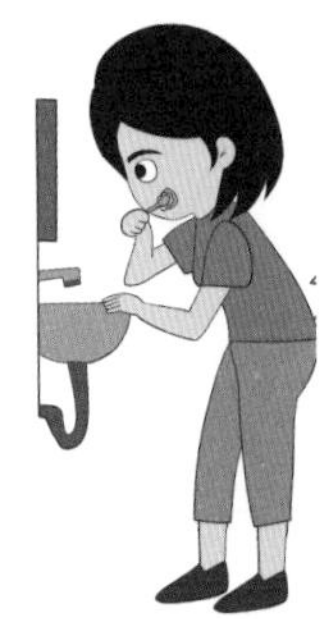

多弯膝、少弯腰

你应该这么做

1. 腰部作为人体运动的中心，过度劳累必然造成损伤，出现腰痛。因此，在工作或劳动中要劳逸结合。要注意腰部的保暖，防止腰部受风寒。

2. 生活中可以做些简单的腰部保健操，如“燕子飞”动作，人呈俯卧位，在腹部垫一个枕头，双手背向放好，头尽量向上抬，然后放松。做这个动作时不能屈膝，每天早晚各做 1 次，每次 10 分钟左右。也可以仰卧在床上，去掉枕头，头部尽力向后抬，做抬肩动作。

3. 用掌心对着命门穴（在腰部，当后正中线上，第二腰椎棘突下凹陷中，与肚脐相平对的区域）摩擦，以感觉发烫为度，最后用力点压命门穴 3 ~ 5 次。掌擦命门穴可以温肾壮阳，强腰固本，缓解腰部虚冷疼痛、关节怕冷、尿频尿急、手脚冰凉等症状。

杨力提示
养成正确的坐姿
距离 50~70 厘米
屏幕第一行字在视线下约 3 厘米
手臂自然下垂时，扶手可承托手肘成 80~100 度角（勿向外伸展）
腰、背贴近有承托的椅背，勿留虚位
膝后微高过椅，以促进血液循环
100~110 度角
正确驾驶姿势：上身微微后倾，背部、颈部、头部均接触座椅及头枕

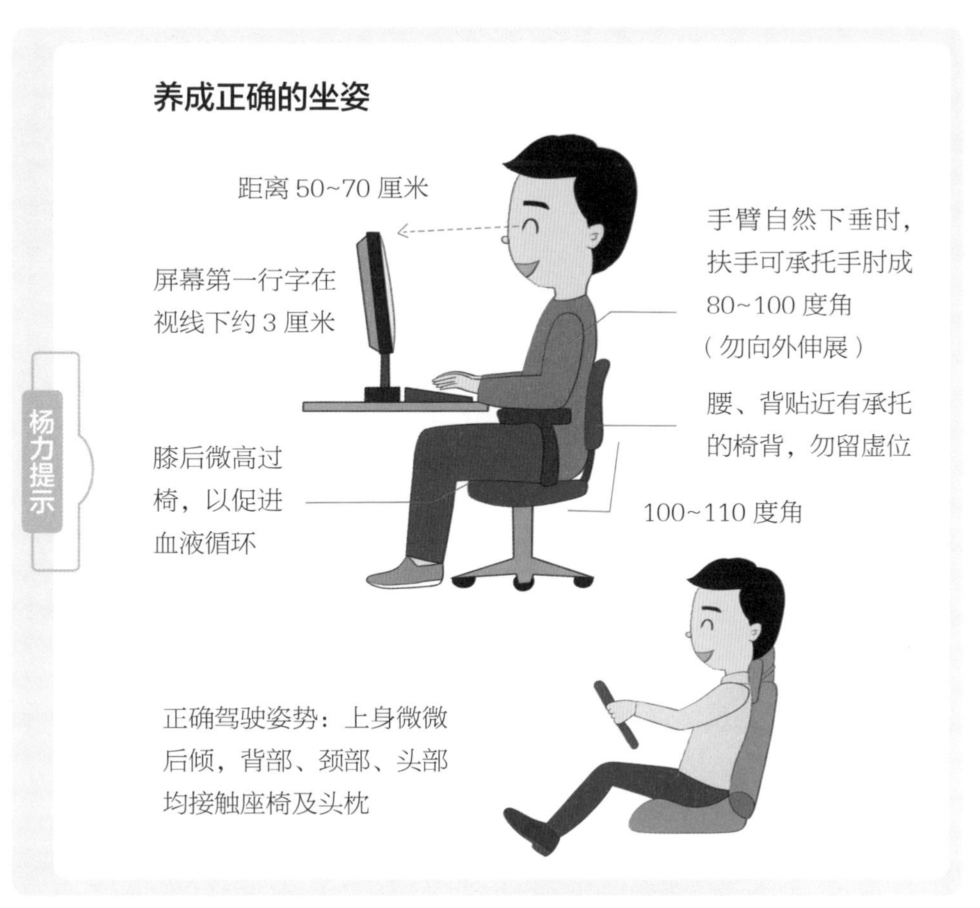

膝关节痛 “疼到骨头”不可忍

上下楼梯膝盖会痛，一到阴雨天膝盖又酸又胀，这些症状是不是也在困扰着你？其实，膝关节的损害很早就开始了，一些坏习惯会加速膝关节老化。运动不当、骨关节的退化等都会加重膝盖损伤，造成膝关节疼痛。

健康隐患信号灯

- **风湿性关节炎：**可出现膝关节疼痛，多伴有红、肿、发热等。
- **痛风性关节炎：**由于体内嘌呤代谢失衡，尿酸盐在膝关节周围堆积过多而出现红肿、疼痛。
- **膝关节退行性变（骨质增生）：**由于骨质结构、成分发生变化，导致骨的退行性变。出现代偿性的骨质增生（即长了骨刺），这些骨刺可能刺激周围的肌肉、韧带、血管、神经等而出现疼痛。

大病信号站

揉捏骨节时发出咔咔的声音，关节感觉酸、疼，有时有肿痛感，阴天、受凉、过劳会加重，如果这种症状较明显或持续不缓解，就应该就诊，这是骨性关节炎的早期症状。

你应该这么做

平卧在床上，主动伸屈膝关节，每天早晚各 1 次，每次 10 分钟，使髌骨关节面均匀受到刺激，增强关节的润滑。

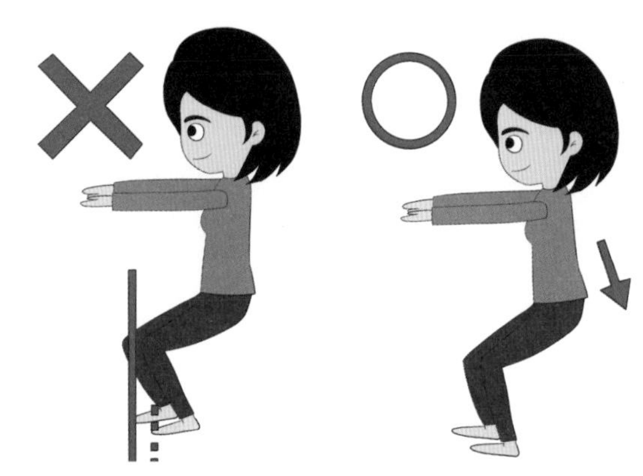

减少能加重膝盖负担、诱发疼痛的活动，如深蹲、快速上下楼梯、爬较高的台阶或陡坡、长时间蹲马步等

有些疼痛惹不起，预示病情很严重

不是所有疼痛都能自己动手止痛

疼痛是人体继呼吸、脉搏、体温和血压之后的人类“第 5 大生命指征”，是患病的重要信号，许多慢性疼痛本身就是病，不仅仅是一种症状。慢性疼痛患者应积极到神经内科（不少医院的神经内科也开设了针对神经病理性疼痛的门诊）或疼痛科（疼痛门诊）检查治疗。

去疼片不是万能药

疼痛患者自行服用去疼片的做法不对，因为多数止痛药服多了都有依赖性，治疗疼痛必须弄清病因，对因治疗才行。

疼痛时不弄清原因、盲目服止痛药，虽然症状暂时缓解，但掩盖了真正的病因，容易贻误诊断时机。

有痛，去疼痛门诊

疼痛有可能是急性的，如外伤痛、炎症痛、神经刺激或压迫痛等；也可能是慢性的，如神经病理性疼痛（三叉神经痛、坐骨神经痛、糖尿病周围神经痛等）、慢性炎症性疼痛、纤维肌痛、癌性疼痛、心源性疼痛等。

杨力提示

面对疼痛，患者应做如下考虑

- 发生疼痛时到正规医院就诊，以查明疼痛的原因。
- 经多科诊断、治疗后，若疼痛仍是最主要的问题或唯一症状，应去疼痛门诊或神经内科就诊。
- 去疼痛门诊，请带上完整的病历和检查资料以供参考，这样可以避免不必要的重复检查。

持续疼痛　可能是患癌信号

疼痛是一种疾病信号。有些癌症患者常常一味忍受疼痛，而不是通过积极寻求医护人员的帮助来缓解或减轻癌痛。

某些肿瘤以疼痛为首发症状

在癌症早期，由于瘤体尚小，一般无转移，也未对周围组织产生压迫症状，因而癌痛的发生率较低，但某些来源于神经的肿瘤及生长较快的肿瘤，如骨肉瘤，常在早期出现疼痛。随着病情的进展，病灶逐渐增大，疼痛愈发明显。一般而言，疼痛的出现或加重往往提示病情的进展或加剧。但极少数情况下，即便到了癌症晚期，也可不出现疼痛或是疼痛较轻。

尽管如此，不明原因的疼痛仍有可能是癌症的早期信号。比如孩子膝关节附近疼痛合并体温升高时，要警惕骨肉瘤的可能性，应及早到正规医院就诊。

持续疼痛要引起重视

身体某一部位超过 1 周的疼痛应引起重视，例如，背部疼痛是脊椎原发瘤和转移瘤患者最常见的症状。与肿瘤有关的疼痛主要表现为夜间痛或清晨痛，在白天活动后疼痛反而会缓解。

脊椎肿瘤经常被误诊、漏诊，有时候连医生也被疼痛的表象迷惑，这是因为癌痛和腰腿痛感觉相像，而且在检查中，只有当骨被严重破坏、脱钙达 50% ~ 70% 时，通过 X 线片才能观察到。因此，对于顽固性的腰背疼痛，应辅助进行 CT、MRI、ECT 及穿刺活检等多项检查，以排查脊椎肿瘤的可能，做到早期诊断。

而长期腹痛同时出现大便变细，可能与大肠癌密切相关；胸部疼痛伴有刺激性干咳及痰中带血，则预示着肺癌；上腹部隐痛伴消瘦和饱胀感，多由胃癌引起。

节律性疼痛　消化性溃疡的信号

上腹部节律性疼痛是消化性溃疡的特征之一，依据这种节律可使患者对自身疾病做出大致判断，以便及时就诊并提供医生参考。消化性溃疡的节律性疼痛大致可分为日节律和年节律。

日节律

这是最主要和变化最明显的节律，且可区分是胃溃疡还是十二指肠溃疡。

胃溃疡的上腹疼痛节律
餐后痛
进餐前缓解

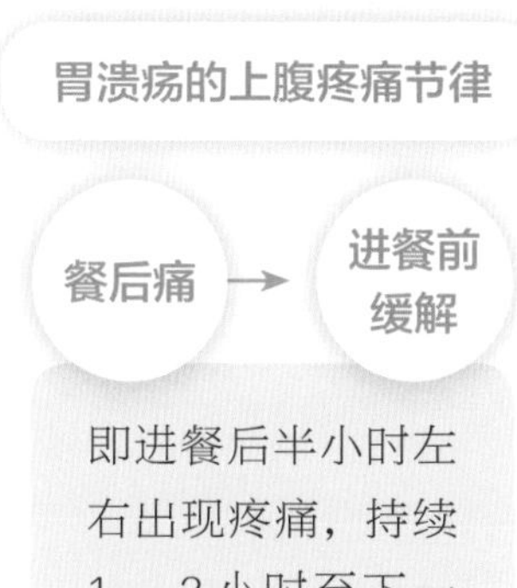

即进餐后半小时左右出现疼痛，持续1 ~ 2小时至下一餐前疼痛自行缓解或消失。

十二指肠的上腹疼痛节律

疼痛
进食
缓解

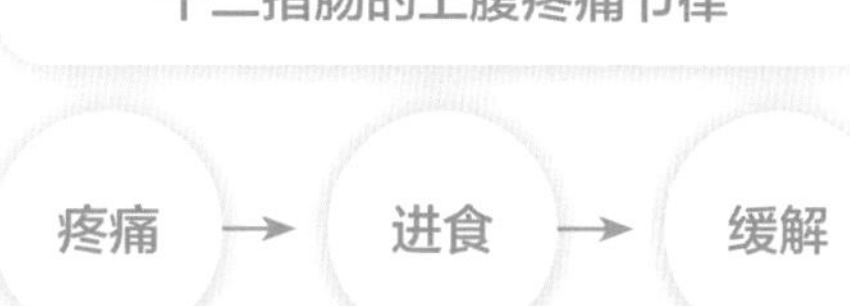

即在餐后3 ~ 4小时方出现疼痛，持续至下次进餐，进餐后疼痛可自行缓解或消失。由于餐后3 ~ 4小时食物的消化吸收已完成，呈现空腹状态，所以又称空腹痛。十二指肠溃疡的疼痛还经常发生在夜间睡前或半夜醒来，所以也称夜间痛。

根据上述胃与十二指肠溃疡的节律性疼痛变化特点，提醒凡有腹部不适、腹痛、腹胀、反酸等消化系统症状的患者应注意观察疼痛有无节律变化，去医院诊断时详细跟医生说明。

年节律

消化性溃疡的年节律特点是：每至秋末发病开始增加，冬天发作者最多，直至春天后发病逐渐减少，夏天到来后则很少发病。这种秋冬高发、春夏下降的节律又称消化性溃疡的发病周期性。

心脏的某些疼痛粗心大意不得

每一次心绞痛都是一次“流产”的心肌梗死（简称“心梗”），也就是说，一只脚已经迈进了心梗大门，就看你另一只脚是退回来（心绞痛缓解），还是也跟着迈进去（发生心梗）。心梗一旦发生就十万火急，近半数患者连进医院门的机会都没有就发生猝死，因此识别高危症状非常重要。

心绞痛分为典型和不典型

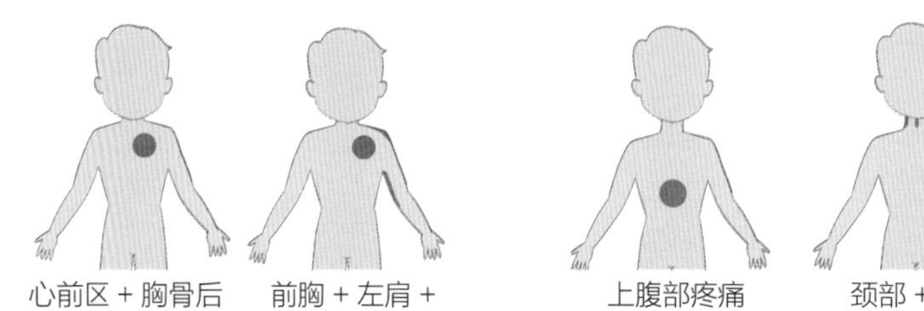

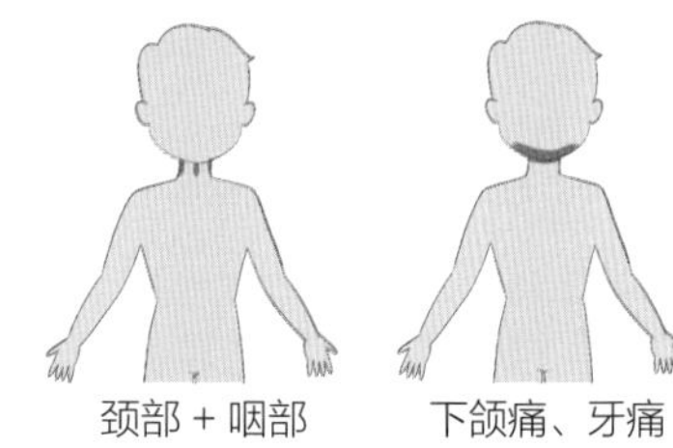

典型心绞痛症状　　不典型心绞痛症状

3 种胸痛最危险

通常有 50% ~ 80% 的人在急性心梗前 1 ~ 2 天或更久有预警征兆，胸痛是其中的重要表现，以下几种十分凶险，须严加留意。

夜间时胸痛

当夜间睡眠中发生心前区疼痛时，要立即处置，舌下含服硝酸甘油。因为人在休息或夜间时，不像活动时那样供血需要增加，此时的胸痛往往表明可能在冠脉狭窄的基础上存在血管痉挛，新发心绞痛处理不及时可引发心梗。

胸痛症状加重

既往有心绞痛的人，如果近 1 个月内，胸痛症状逐渐加重，或胸痛次数更频繁、程度更重、范围更大、持续时间更长，也要高度警惕心梗。此外，心绞痛发作时，舌下含服硝酸甘油后，胸痛在 15 ~ 20 分钟内不能有效缓解，也要警惕心梗。

无明显诱因的胸痛

如果以前发作过心绞痛，且都能找到明显诱因，如劳累、激动等，但如今在没有明显诱因的安静状态下也有胸痛症状，同时还伴大汗淋漓、呕吐、恶心等症状时，须及时就医。

及时呼叫救护车

有相关病史的患者，如心血管病患者，在服用硝酸甘油或速效救心丸20分钟后，如果症状仍未缓解，则应考虑可能是急性心梗，要立即拨打120急救电话。

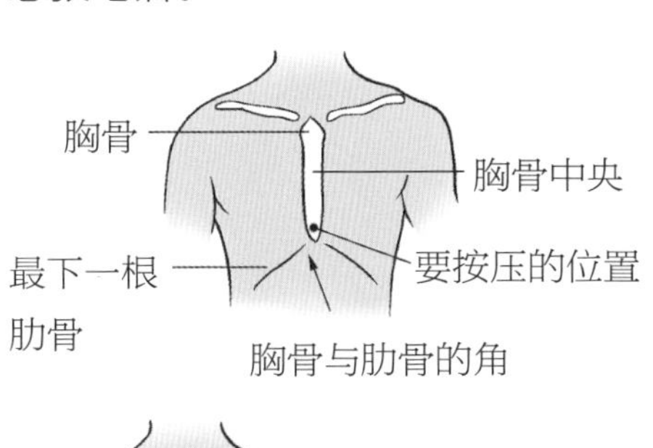

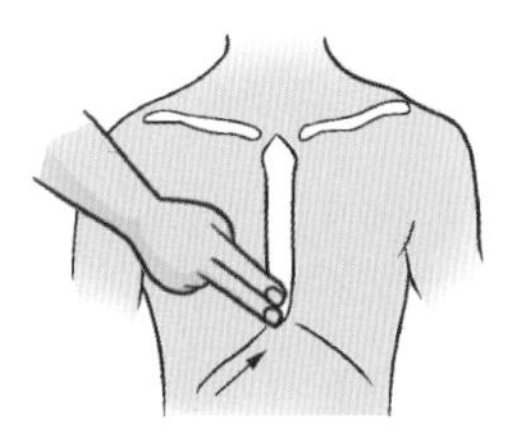

沿肋骨下缘向上移至胸骨中央，找到胸外心脏按压的位置

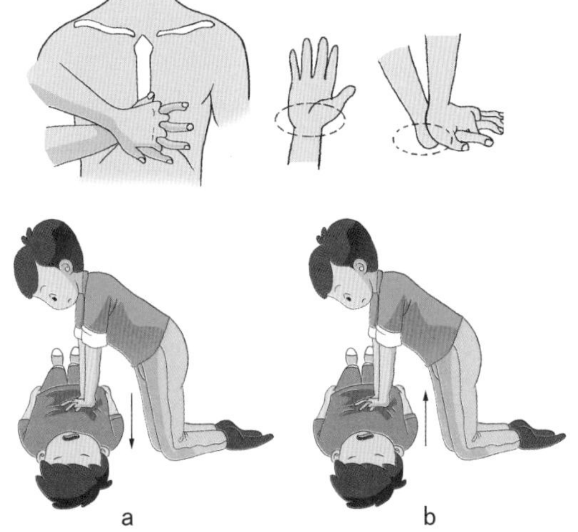

杨力提示

急性心肌梗死的急救方法

- 让患者仰卧，最好是在坚硬的木板上。
- 救护者跪在患者胸部旁边，手指沿患者最下边的一根肋骨的边缘，向斜上方移动。
- 当食指移到胸部正中间的胸骨时，再向上移一点就是胸骨中央，此时中指的位置就会在胸骨与肋骨的角上，而食指所在的位置就是要按压的位置。
- 将两手叠放在要按压的位置上。一只手的掌根部放在要按压的位置上，然后再将另一只手叠放在上面；将两手的手指抬起，用手掌根部按压。
- 救护者双肩处于患者胸骨的正上方，肘部不要弯曲，双手放在按压部位不要离开，用自己的体重加力按压，使患者的胸骨因被按压而向下凹陷3.5 ~ 5厘米。注意要避免因用力过大而造成患者肋骨骨折。
- 按压后即放松，但注意掌根不要离开患者胸部。
- 患者胸部恢复原状后，再加力按压，如此反复，1分钟做80 ~ 100次，按压时间的长短和放松时间相同。

宫外孕引发的腹痛要马上就医

目前，宫外孕的发生率较高，而且和以往大多数宫外孕发生在输卵管不同，现在很多宫外孕更善于“伪装”，症状不明显，发生位置隐蔽，即使是妇产科医生，如果不够细心或者经验不足，也有可能误诊。宫外孕是妇产科常见的急腹症，也是孕产妇死亡的主要原因之一。

3 大症状，高度怀疑宫外孕

宫外孕也称作异位妊娠，是指受精卵在子宫腔以外的部位着床发育，如输卵管、卵巢、腹腔等，其中输卵管占 95% 以上，故通常称为输卵管妊娠。

宫外孕患者在早期与正常妊娠没有明显区别，但随着胚胎的长大，胚胎可以穿破输卵管壁或自输卵管伞端流向腹腔，导致血管破裂出血，特别是当大血管破裂时，可引起大出血，甚至因失血性休克威胁孕妇生命。而血液流入腹腔，还会引起腹痛、恶心、呕吐、胃痛等胃刺激症状，以至于有的女性将这些症状误认为是肠胃炎。

所以，发生宫外孕，尽早诊断并及时治疗至关重要。出现以下症状时，应该高度怀疑宫外孕。

停经

月经过期不至，应想到有怀孕的可能。对于月经规则的女性来说，如果已确认怀孕，一般停经 40 天左右通过 B 超就能在宫腔内看见孕囊，如果看不见，需考虑宫外孕等异常妊娠。

腹痛

随着宫外孕孕卵的生长，着床处会有隐约的牵扯痛，破裂后还会出现撕裂样疼痛。出血流入腹腔，刺激膈肌时可产生胃痛及肩痛，刺激子宫、直肠时能引起肛门坠胀感和便意。

不规则阴道出血

为暗褐色，时多时少。一般少于正常月经量，患者易误认为月经来潮。怀疑发生宫外孕时，应平躺，避免剧烈活动，并及时就诊，以免危及生命。

胰腺疾病的疼痛不可小觑

胰腺炎、胰腺癌疼起来令人难以忍受。胰腺癌更有“癌中之王”的称号，是威胁大众健康的隐秘杀手，应引起人们的高度关注和防范。

胰腺疾病有连续性的剧痛

急性胰腺炎和慢性胰腺炎都可有剧烈的上腹痛，痛常为连续性，有时还会波及背部或左腰部，医学上称之为放射痛，痛很剧烈，常难以忍受。急性胰腺炎引起的疼痛，多为刀割样、绞榨性或压榨性。剧痛能产生或加重休克，并使胰液分泌增加，因此，止疼是治疗急性胰腺炎的重要措施。

胰腺癌引发的疼痛，在仰卧位及晚上睡觉时会加重，坐立、弯腰、侧卧、屈膝时减轻。

有研究发现，慢性胰腺炎患者中，尤其慢性钙化性胰腺炎患者，胰腺癌的发生率比一般人群高。胰腺癌也可引起慢性胰腺炎及钙化。

胰腺癌极难被“识破”

由于胰腺是人体腹膜后位器官，被胃和横截层所遮盖。通常 B 超检查较难探查到早期直径较小的胰腺肿瘤，即使直径偏大，要想及时、准确地捕捉到胰腺癌早期的蛛丝马迹也并非易事。

中年突发糖尿病需警惕

要想早期发现胰腺癌，应提防那些胰腺癌的非特异性症状。通常胰腺癌早期会出现一些诸如腹部疼痛、消化不良、腰背酸痛等症状。对于这些蛛丝马迹，要提高警惕，一旦出现上述症状，首先应该及时去医院的消化外科或者普外科就诊，排除胰腺癌的可能，随后再去相关内科进一步治疗。

特别需要提醒的是，那些中年突发糖尿病的患者，在控糖的同时，也应该及时去医院排查胰腺癌。对于胰腺癌高度怀疑者，可以通过行胰腺的薄层螺旋增强 CT，进一步发现微小的病灶，做到早发现、早治疗。

结石虽然不致命，疼起来却要命

近年来，尿路结石的发病率不断上升。不少患者都是因为肾绞痛就医，那种撕心裂肺的痛令其面色苍白、大汗淋漓……患者最迫切需要的就是止痛。

半夜上腹疼痛可能是胆结石

经常腹痛的人需注意，如果是半夜上腹疼痛并疼醒，有可能是胆结石。

这里所指的夜间上腹疼痛，多指夜间睡觉后，突发上腹疼痛而使患者痛醒，常常出现这种症状的患者，尤其是 40 岁以上的女性，体形较胖的，首先要考虑为胆结石、胆绞痛。

一般这种患者多在白天吃过高脂肪或高胆固醇食物，尤其是白天吃了全蛋的更应考虑胆绞痛，同时患者在腹痛时常伴有恶心、呕吐，有时腹痛伴有右腰背部痛。

认识人体两个止痛穴

由胆囊炎或胆结石引起的右上腹部剧烈绞痛者，可自己用点压法止痛。

方法为：在右小腿外侧腓骨小头附近寻找压痛敏感点，此点多在阳陵泉穴（在小腿外侧，腓骨头前下方凹陷处）上。此时用大拇指点揉按压此穴，力度要适中，以产生酸胀感为佳，并持续按揉 2 分钟以上。

尿路结石引起的肾绞痛者，可掐按双侧三阴交穴（内踝尖上 3 寸，胫骨内侧后缘）10 分钟，可缓解疼痛。

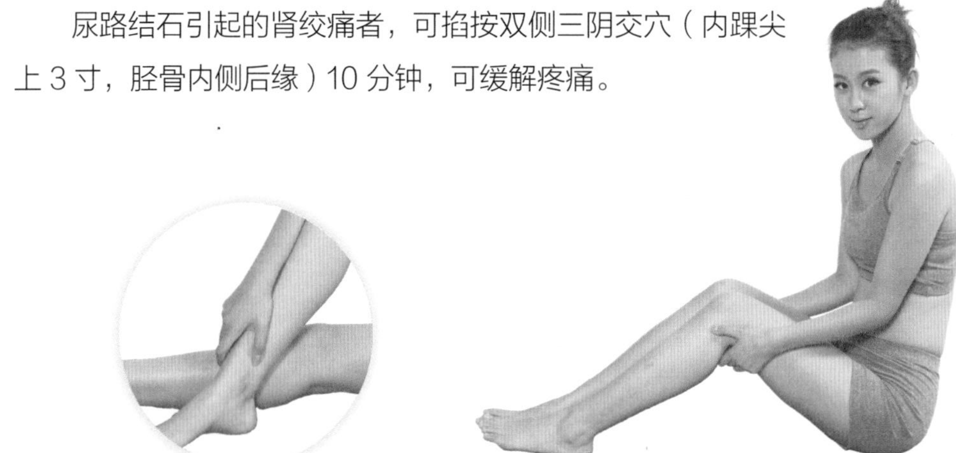

掐按三阴交穴　　按揉阳陵泉穴

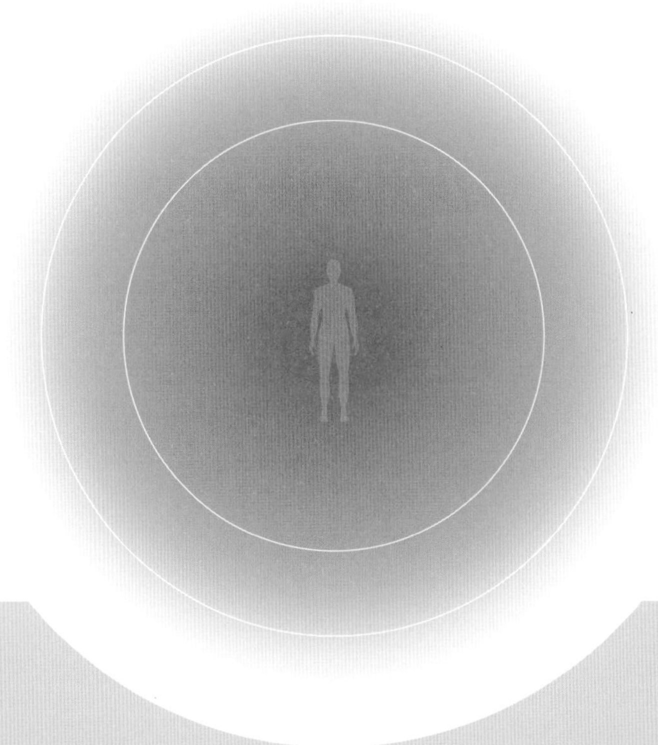

Chapter 6

测量生命体征，别让慢性病陪着你慢慢变老

测量体重：看不见的胖最危险

体重指数并非越低越好，靠近中间最佳

很多人认为体重指数只要在正常区间，自然是越低越好，既苗条又健康。其实，体重指数靠近中间值才是最健康的。

衡量人体胖瘦与健康的标准——BMI

保持合理体重是防病的根本。每个人都应该学会判断自己的体重是否合理。用体重除以身高的平方就是你的体重指数 BMI。

BMI= 体重（千克）÷ 身高的平方（米 ^{2}）

例如：一位身高 1.82 米，体重 74 千克的男士，他的 BMI=74÷1.82^2=22.3（千克/米 ^{2}），属于正常体重。受生理结构等因素的影响，男性与女性的 BMI 体重指数标准根据年龄变化也稍有区别。

我国 BMI 指数与体形界定

BMI 指数	体形界定
＜ 18.5	体重过低（消瘦）
18.5 ~ 23.9	体重正常
24.0 ~ 27.9	超重
≥ 28	肥胖

BMI 指数靠近中间最佳

体重指数越向中间值靠拢越好，越向中间值靠拢证明你的健康状况越理想。如果体重指数低于 18.5，则是体重过轻。很多女性体重指数已经低于 18.5 还在减肥，同样有损健康。脂类对于人体来说很重要，因为雌激素就是

脂类中的胆固醇合成分泌的。如果太瘦，分泌不出足量的雌激素，就会缺少“女人味”。

BMI 也容易被误读

虽然 BMI 校准了体重与身高的关系，但也容易被误读。例如，BMI 未区分男女，也未考虑体重组成，更无法判断超重是否系健硕骨骼或肌肉所致。那些肌肉发达的运动员或健身者可能被错误地判定为超重或肥胖，而正常 BMI 者脂肪含量也可能偏高。

为了弥补 BMI 的不足，可以用腰围和腰臀比来确定脂肪堆积的程度。凡腰围超过 102 厘米、腰臀比超过 0.95 的男性，腰围超过 88 厘米、腰臀比超过 0.85 的女性，都可以判定为腹部脂肪堆积过多，俗称“大肚腩”。

有数据显示，男性腰围≥ 85 厘米，女性腰围≥ 80 厘米时，糖尿病的患病率分别为腰围正常者的 2~2.5 倍。腰围标准是男性 < 85 厘米，女性< 80 厘米。

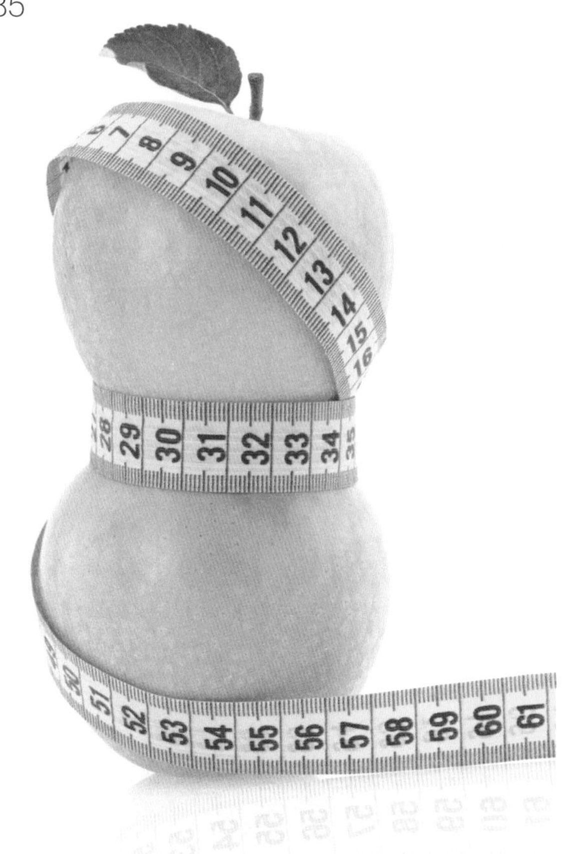

腰围大于臀围，慢性病的高危因素

国外研究发现，苹果形身材的人比梨形身材的人患心脏病的风险更大。美国糖尿病协会也表示，有圣诞老人般圆肚子的人，患 2 型糖尿病风险很大。

苹果形身材比梨形身材患心脏病的风险高。

有肥圆肚子的人是 2 型糖尿病的青睐对象，腹部脂肪可能导致自然生成的胰岛素效能减弱。

腹部越胖越易造成膝盖损伤。骨科专家认为，腹部肥胖的人膝盖的负担也会增大，这类人的膝关节受损概率也更高。

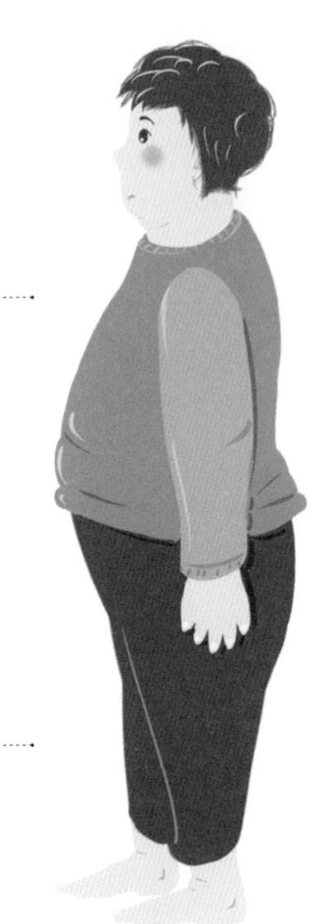

医生更关心看不到的脂肪

虽然腰间赘肉和双下巴是让人讨厌的脂肪，但内脏脂肪才是更需要关注的。据哈佛大学医学院的研究显示：腹部的内脏脂肪会填补人体器官间的空隙，但这种脂肪过多，会释放有害物质，增加人们罹患慢性病的风险。

有些人看起来身材匀称，体重也算正常，但其体脂率偏高，这些人的身体状态比那些全身肥胖的人还要糟糕。内脏脂肪主要存在于腹腔内，如肝、胰、胃、肠道等器官的周围和内部，它的明显表现是腹部肥胖。

内脏脂肪比皮下脂肪对身体的危害更大、更直接，一个人存在过多的内脏脂肪，会增加患糖尿病、心脏病和各种代谢性疾病的风险，因此内脏脂肪也被称为“危险的脂肪”。

判断内脏脂肪是否过剩的方法

判断内脏脂肪是否过剩，最简便的方法是计算腰围与臀围的比值。

第一步：用卷尺测出腰臀比例（腰臀比例 = 腰围 ÷ 臀围）。方法：笔直站立，轻轻吸气，用卷尺测量肚脐上方腰围与最凸出臀围。如果男性腰臀比例在 0.9 以上，女性在 0.8 以上，就表明是内脏脂肪过剩的高危人群，需要马上进行第二步测试。

第二步：测试腰腹皮下赘肉。方法：试着捏肚脐周围，如果能轻松捏起 2 厘米，表示堆积的是皮下脂肪；如果捏不起来，表示很多脂肪堆积在内脏里。

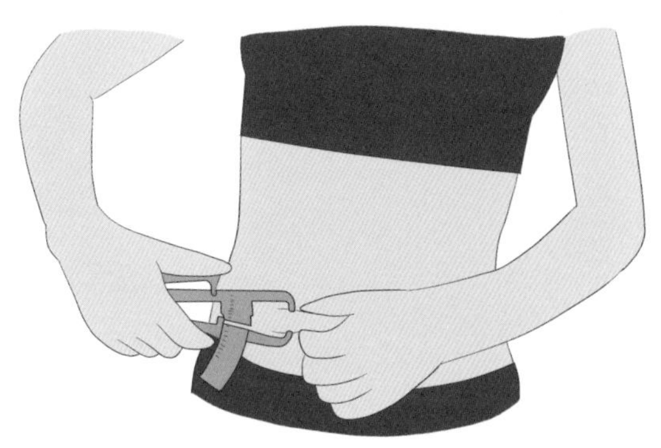

捏挤法测腰腹皮下赘肉

内脏脂肪的分解

内脏脂肪最大的特点是分解、合成速度比皮下脂肪快，虽然很容易囤积，但通过改善不良的生活方式，完全可以消除它们。

1. 减少碳水化合物的摄入量，增加膳食纤维。富含膳食纤维的食物有麦麸、玉米、糙米、大豆、燕麦、荞麦、茭白、芹菜、苦瓜、猕猴桃、柚子等。

2. 每天快步走 30 分钟，可以提升体内燃烧脂肪的激素含量。让身体充分吸收氧气，并走到微微出汗，代谢能力自然会提高，内脏脂肪也会逐渐消失。

3. 重视肌肉训练。包括健身器械训练、伸展训练等。

“内脏胖”与“体形胖”

有的人去看医生，医生告诉他：“你的内脏脂肪超标，内脏年龄比你的实际年龄高 6 岁，要注意合理饮食和适当锻炼。”听到医生这番话，许多人大感意外。因为很多人家里都有磅秤，平时经常称体重，一直认为自己体重在合理范围，没有超标，如何出来一个“内脏脂肪超标”？其实“内脏胖”和“体形胖”并不一样，体形胖指的是体重超标，“内脏胖”指的是体内营养过剩，引起内脏脂肪超标。“内脏胖”易引起一系列代谢综合征，临床表现为脂肪肝、酒精肝、胆囊炎、胰腺炎、痛风、食管反流等病症。腰围大，是反映内脏脂肪超标的信号。

胖的位置不同，危害不一样

脂肪堆积位置不同，对健康的影响也不同。

腹部

这是最糟糕的情况，腹部脂肪会导致体内产生过多炎性蛋白，流向血液、肝脏、肌肉和大脑，有害健康。

心脏

容易引发高血压、血脂异常、胰岛素抵抗，增高心脏病的发病率，甚至有死亡的风险。

肝脏

肝脏周围若有脂肪堆积，不仅会影响肝脏功能，还会产生胰岛素抵抗，增加糖尿病的风险。

肠道

肠道内的微生物与维持正常的新陈代谢功能有关，若肠道有脂肪堆积，将会扰乱正常的微生物平衡，并导致胰岛素抵抗等问题。

肺部

研究显示，由脂肪或其他细胞所产生的小液囊或囊泡会转移至肺部和其他器官，传递有害物质，引发气喘或其他疾病。

腰部

脂肪堆积在腰部，会增加肾脏的负担，容易产生腰肌劳损、腰脊疼痛等问题。

体重正常≠体脂量正常

内脏脂肪的含量与皮下脂肪的含量密切相关，一般来说，两者成正比。体重超重的人，皮下脂肪与内脏脂肪大多超标。但是也有一些人，体重在正常范围，体内脂肪的含量却超标。特别是老年人，随着年龄增长，肌肉组织的重量逐渐减少，但仍保持原有体重，就是因为体内脂肪含量增加了。因此，体重正常并不代表体内脂肪含量正常。

看身体的脂肪率

体检时不仅要看体重，还应看身体的脂肪率，特别是内脏脂肪指数。许多体重没有超标的老年人，身体的肌肉量严重不足，肌肉、脂肪和水的合理比例被打破，腹部脂肪堆积，体形呈现苹果形、梨形。男性腰围超过 90 厘米，女性腰围超过 85 厘米，大都是典型的“内脏脂肪型”肥胖。医学谚语里说的“腰围长，寿命短”就是这个道理。

为何肚子上的脂肪危害更甚

和体内其他部位的脂肪相比，一旦腹腔内脂肪堆积过多，就会释放出大量的脂肪酸进入血液，造成脂质沉积在动脉壁内，导致血管腔变窄、硬化，容易发生冠心病、心绞痛、中风等心脑血管疾病。

另外，腹部脂肪过多，会引起脂肪代谢异常，导致高血压和血脂紊乱；还会导致体内糖代谢紊乱，从而引发糖尿病。而高血压、血脂异常、高血糖等都是心脏病的重要危险因素。

如果说肥胖是心血管健康的一大杀手，那么腹型肥胖则是杀手手中的利刃，给予心血管健康致命的一击。

按压天枢穴，减掉腹部赘肉

天枢穴（在腹部，横平脐中，前正中线旁开 2 寸）有理气调畅的功效，经常按摩有助于减少腹部赘肉。具体方法是：用食指或拇指指腹按压天枢穴，同时向前挺出腹部并缓慢吸气，上身缓慢向前倾，呼气，反复做 5 次。

瘦人警惕"外瘦内胖"

中国有句俗语：千金难买老来瘦。因此，很多老年人都羡慕别人瘦削的身材。可是，外表瘦削的老人体内也可能隐藏不健康的脂肪。假如你很少运动，而且多有身体不适，那么就可能有"代谢肥胖"之虞。这些人的BMI正常，但体内脂肪比例超标（男性正常体脂率在10%～20%，女性正常体脂率在17%～30%），他们患早期糖尿病、高血压、心脏病的风险将大大增加。

如何判断"外瘦内胖"

一个最简单的办法是目测脖子的粗细（排除缺碘所致"粗脖子病"）。一项3300名51岁以上男女参加的研究显示，脖子越粗，心血管患病风险就越高。若脖子增粗3厘米，血糖水平将大幅升高，而对人体有益的高密度脂蛋白胆固醇（HDL-C）明显减少。

合理运动+健康饮食

"外瘦内胖"者每天可进行适度的体育锻炼，如慢跑、散步、游泳、骑自行车、打太极拳等。举个例子，张先生在检查中实际年龄与内脏年龄完全吻合，这主要得益于他坚持运动的好习惯。他每天上班坐公交车，往往提前下车，走一段路。身高1.7米的张先生行走的这段路程，正好满足身体所需的运动量。

多吃水分足、膳食纤维丰富的食物能顶饿，比如水果、蔬菜、煮熟的全谷食物等。每天至少有计划地吃2次水果和5份蔬菜，最好选择不同颜色的蔬果。

游泳可促进血液循环，帮助燃烧体内脂肪

半年内体重大幅减轻不可忽视

合理膳食和适量运动有利于维持身体健康状态，但如果没有刻意控制饮食和增加运动量，半年之内体重大幅下降，并伴有疲劳、乏力、酸痛感等，要当心可能是一些较严重的疾病。

健康隐患信号灯

- **恶性肿瘤：** 引起老人体重锐减的疾病，首先是恶性肿瘤。由于癌细胞恶性繁殖，会消耗体内大量营养物质，因而导致体重下降。
- **消化系统疾病：** 如慢性胃炎、消化道溃疡、肝硬化等。
- **内分泌系统疾病：** 如糖尿病、甲亢。糖尿病的典型特征是“三多一少”，即多饮、多尿、多食，体重减轻。甲亢代谢旺盛，也会引发消瘦。

大病信号站

由于肿瘤细胞会消耗人体营养，短期内不明原因的体重大幅减轻，很可能是肿瘤信号，如大肠癌、胰腺癌、肝癌等。这种情况一定要及时去医院排查肿瘤，如实告诉医生既往病史和家族遗传病史，并根据相关症状，在医生指导下做检查。

你应该这么做

1. 进入老年，体重较青壮年期会有所减轻。因为肌肉中水分的减少会直接导致皮下脂肪的萎缩，这是一个自然的生理过程。但老人变瘦是有度的，如果在一个月内体重减轻了 5 千克以上，就要检查是否患病了。此外，注意一些生活细节也能发现身体的变化：如果以前穿着合体的衣服变得宽大了、腰带松了，或感到鞋子肥大了，都不能马虎大意。

2. 按照《中国居民膳食指南》的推荐，必须保证奶类、瘦肉、禽类、鱼虾和大豆制品的摄入，增加食物的多样性，这样才能摄入足够的热量和优质蛋白质。

基础体温：预报身体好坏

体温 37.5℃以上为发热

每个人的体温有所不同，但都在 37℃左右。人类依靠体内的体温调节系统“以不变应万变”，在自然界的选择中存活下来。

37℃左右：正常体温

这一数据最早来自 1868 年，是当时测量了 2500 名成年人的腋下体温后得出的平均值。不过，每个人的体温高低都有细微的差别，在一定范围内波动都是正常的。

正常人的体温在一天 24 小时内会略有波动，不同时间体温可相差 0.6℃。早晨 6 时是体温最低的时候，下午 4 时则最高。精神紧张和情绪激动也能让体温升高。人在紧张的时候，体温最多会升高 2℃左右。而手术麻醉后，体温会下降，所以要注意保暖。

人还有“皮肤温”

除了体温外，人还有“皮肤温”，也就是皮肤表面的温度。在环境温度为 23℃时，人的额部皮肤温一般为 33 ~ 34℃，手为 30℃，脚为 27℃。就连人的内脏也各有温度：肝脏温度最高可达 38℃；脑产热量较多，温度也接近 38℃；肾脏、胰腺及十二指肠的温度则略低。

发热本身不是疾病，而是疾病的表现症状

发热本身不是疾病，而是一种症状，它是体内抵抗感染的机制之一。从某种程度来说，发热甚至是有益的，它可以缩短病程、增强机体免疫力。

哪些发热提示病重

发热是很常见的症状，多数人都会在几天之内体温转为正常。但是有的人在发热的过程中，病情可发展到严重的程度，甚至达到病危的地步。以下 10 种情况往往是病重的信号，应及时送医院救治：

- 高热持续不退，这种情况常常提示急性传染病。
- 高热突然下降到正常体温以下。
- 卧床不起的发热。
- 发热伴有异常消瘦。
- 发热伴有呼吸困难。
- 发热伴皮肤溃烂。
- 发热伴有尿量显著减少。
- 发热时出现惊厥。
- 发热患者神志不清。
- 发热伴有面色青灰、土黄等。

发热超过 40℃，赶紧去医院

临床上，体温高于正常称为发热，37.5 ~ 38℃为低热，38 ~ 39℃为中度发热，39 ~ 41℃为高热，41℃以上为超高热。当体温高于 41℃时，将严重影响人体各系统，特别是神经系统，甚至危及生命。

体温变化，女人特有的“天气预报”

日常生活里，很多人依靠看云来识别天气变化情况，那么，女人的身体里也藏有一朵奇妙的“云”，却被我们经常冷落，就是基础体温。

男女的体温不同，女性的体温平均比男性高 0.3℃。而且，女性的体温还随着月经周期的变化而变化，即月经后的前十几天体温下降，后十几天又缓缓上升，之间的差异在 0.5℃左右。此外，在妊娠、分娩、饭后、运动或劳动后，体温也稍有上升。正常女性的基础体温以排卵日为分界点，呈现前低后高的状态，也就是医学上说的“双相体温”。排卵前，孕激素少，体温呈低温趋势，一般为 36.2℃。排卵后，体温急剧上升，一般增高 0.3 ~ 0.6℃，使基础体温达到 36.7℃左右，呈高温趋势。明白这种生理变化后，就可以据此来判断自己的健康状况。概括地说，女性基础体温大概有以下 6 种功能：

检测黄体发育情况

女性排卵后次日，因卵巢形成黄体，黄体的健康与否直接关系着子宫健康与怀孕概率。假如女性呈现的是不典型双相体温，即持续性体温升高维持不了 14 天，则说明黄体过早萎缩；如果体温升高的维持时间正常，但体温上升的幅度小，不足度，则表示黄体发育不良，分泌孕酮量不足。

把握受孕良机，检测早孕及早孕安危

在女性基础体温处于低温、接近排卵期时就应该行房，以增加怀孕概率；若等到基础体温达到高温时再行房，那可就错失良机了。还有，看基础体温曲线图也能判断出是否怀孕，若高温期持续 16 天，怀孕的可能性为 97%；而达到 20 天，怀孕的可能性则高达 100%。如果孕早期的基础体温曲线渐渐下降，表示黄体功能不足或功能不良，有流产倾向，就要格外引起注意了。

鉴别闭经类型

根据基础体温也可以初步判断闭经的病变部位，如果有前低后高，则表示子宫可能是病变部位，反之，病变就可能在卵巢、垂体或下丘脑。

发现多囊卵巢

如果高温期较短，严重的还可能持续低温，那很有可能患上了多囊卵巢综合征。患上此病的女性往往较胖、青春痘多、毛发浓密、月经不准。有这种情况的女性，通常有家族性遗传糖尿病，如怀孕生子，则属于妊娠糖尿病的高危人群。

监测卵巢功能

如果基础体温的循环周期缩短，原本的28天慢慢变为24天或22天，高温期也会相应缩短，则说明卵巢功能不好，会影响女性性激素分泌，破坏性生活。若卵巢衰竭，还会让女性更年期提前到来。

提示其他病变

如果月经期间基础体温不降低，可能有子宫内膜异位症，应及早到医院做进一步检查。子宫内膜异位症最主要的症状是痛经，其次是一些跟不育有关的症状。

女性掌握好了基础体温的升降变化规律，就像拥有了一座健康观测站。那么，基础体温到底该如何自测呢？每晚临睡前，把甩好的基础体温计放在随手可拿的地方。清晨醒来后不做任何活动，立即把体温表放在舌下约5分钟。需要连续测量3个以上的月经周期，测出的数据才能说明问题。将每天的测量结果记录在体温单上，并连成曲线，同时，将影响体温的任何因素如感冒、失眠、月经期等，也记在体温单上。根据一段时间的记录掌握规律，督促及时排查健康隐患。

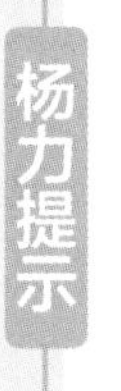

女人生殖器不要洗太勤

有的女性爱干净，喜欢频繁冲洗阴道，觉得这样才能保持干净。事实上频繁冲洗阴道，会破坏阴道内环境，还有可能成为输卵管炎、盆腔炎、不孕症甚至宫外孕等妇科疾病的诱因。

长期低热当心隐藏重大疾病

正常人的体温一般为：口温 36.3 ~ 37.2℃，腋温 36.1 ~ 37.0℃，肛温 36.5 ~ 37.5℃。如果有人口温在 37.5 ~ 38.3℃、腋温在 37.4 ~ 38.3℃波动，且持续 2 周以上不退，则为“长期低热”。而长期低热往往提示身体可能出现了某种问题，需要引起注意，并需要及时去看医生。

健康隐患信号灯

- **感染性低热：**在生活中最为常见，而在所有的感染性低热中，以结核菌感染最多。结核菌感染表现为午后低热，还可能伴有咳嗽、乏力、夜间或醒后出汗等。慢性胆道感染、慢性肾盂肾炎、慢性尿路感染、慢性盆腔炎、慢性中耳炎、慢性鼻窦炎、艾滋病、亚急性心内膜炎及病毒等引起的长期低热也较常见。
- **非感染性发热：**包括甲亢、风湿热、红斑狼疮、血液病、肿瘤、药物热等。

大病信号站

约半数甲亢患者有低热，体温一般不超过 38℃。部分患者以长期低热为主要表现，可伴有消瘦、心悸等症状，易误诊为风湿热、伤寒、泌尿系感染、结核病、亚急性细菌性心内膜炎等，主要见于青年人。

你应该这么做

1. 患者需要多休息。

2. 患者需要补充营养。发热是机体产热过剩的表现，而产热的过程需要消耗热量，所以患者需要及时补充优质蛋白质（如猪肉、牛肉、鸡肉、鱼类）、牛奶、鸡蛋、绿色蔬菜等。

3. 在长期低热的原因尚未明确之前，患者尽量不要去人多的地方，不要参加集体活动，不宜从事服务、机关、学校、保育等需与他人接触的工作。

五心发热　阴虚内热

阴虚是人体的经血津液发生了亏耗、亏损，功能呈现虚性的亢进。“阴不制阳”，就会出现虚性的内热，表现为五心烦热。什么叫五心烦热呢？手心两个，足心两个，再加上胸前的心，就是“五心”。五心烦热要考虑阴虚。阴虚很多是由于久病伤阴，或者劳累过度伤阴，或者肝气不疏引起化火伤阴。

健康隐患信号灯

- **肾阴虚：** 肾阴虚的人往往表现为腰膝酸软、头晕、失眠、心烦、五心发热等，女性还有月经量少、生殖能力差等。年轻男性肾阴虚，会出现早泄、遗精。老年人肾阴虚容易出现脱发或头发早白，耳鸣、耳背，牙齿松动，眼花早。不过，肾阴虚发生多见于中青年。

大病信号站

阴虚所致的手心热多见于肾阴不足，或肝肾阴虚。表现为腰膝酸软、手足心热、咽干口燥、舌质红少津，严重者可出现性功能虚性亢奋。血虚导致的手心热，大多见于年轻女性，多伴有贫血和痛经。

你应该这么做

1. 阴虚不能制火，所以要补水，应吃一些养阴、含水分多的食物。这里介绍几种常用的食物：秋梨（一定要带皮吃）、甘蔗、茭白、莲藕、水芹、荸荠、莼菜等，都是清爽可口的养阴佳品。

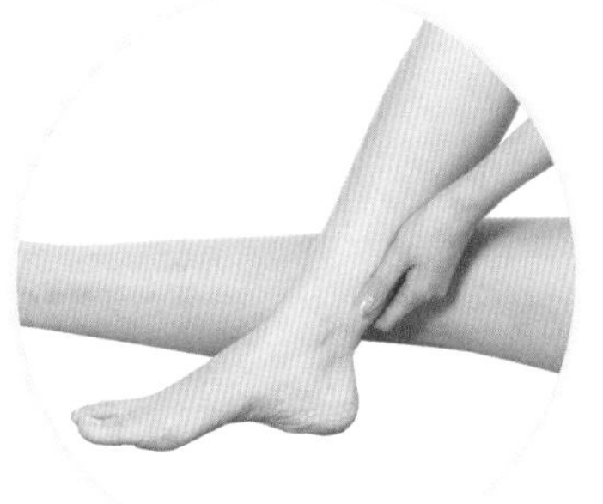

按揉太溪穴

2. 太溪穴是补肾大穴，有平衡阴阳之功，既能滋阴降火，又能培元补肾。用对侧拇指指腹按揉太溪穴（位于足内侧，内踝后方与脚跟骨筋腱之间的凹陷处）3 分钟，力量柔和，以有酸胀感为度。

测量血压：小于 120/80 毫米汞柱最理想

血压不比血糖，控制可以“理想化”

血压较低者更健康。血压达到或超过 140/90 毫米汞柱，就被视为高血压。最厉害的杀手往往杀人于无形，高血压也是如此，它通常无明显症状，一旦拖延不治，会导致中风、心脏病、肾脏损伤、视力及记忆力衰退等。

正常血压是多少

在世界范围内，血压标准采用世界卫生组织及国际标准化组织的标准，按最新规定，理想的血压是小于 120 / 80 毫米汞柱。另外，将 120~129 / < 80 毫米汞柱定义为血压升高，这对控制血压升高有很好的作用。

血压高有不同的等级

《中国高血压防治指南》定义，正常血压是指收缩压在 90~140 毫米汞柱，舒张压为 60~90 毫米汞柱。在未使用降压药的情况下，非同日测量 3 次，收缩压≥ 140 毫米汞柱和（或）舒张压≥ 90 毫米汞柱可诊断为高血压；既往有高血压史，目前正在服用抗高血压药的情况下，血压虽低于 140/90 毫米汞柱，也应诊断为高血压。而按照收缩压和舒张压的不同，通常将高血压分为 3 级。

高血压 1 级	收缩压 140~159 毫米汞柱和（或）舒张压 90 ~99 毫米汞柱
高血压 2 级	收缩压 160~179 毫米汞柱和（或）舒张压 100~109 毫米汞柱
高血压 3 级	收缩压≥ 180 毫米汞柱和（或）舒张压≥ 110 毫米汞柱

另外，如果收缩压≥ 140 毫米汞柱，但舒张压< 90 毫米汞柱，这种情况被称为单纯收缩期高血压。

“理想化血压”也要因人而异

老年高血压患者血压如果降到 120/80 毫米汞柱反而不好，因为还存在一个脑供血的问题，临床上一般要求 65~79 岁的老年人首先应降到< 150/90 毫米汞柱，如能耐受，可进一步降至< 140/90 毫米汞柱；≥ 80 岁的老年人应降至< 150/90 毫米汞柱。

高血压患者的血压是否要降到正常水平，应视个人的年龄、病情而定。对年纪较轻、无并发症者，应尽可能把血压降到正常水平。但对老年患者，65~79 岁，血压≥ 150/90 毫米汞柱时推荐开始药物治疗，≥ 140/90 毫米汞柱时可考虑药物治疗；≥ 80 岁，收缩压≥ 160 毫米汞柱时开始药物治疗。

降压必须稳字当头

血压降太快太猛可能出“大事”，降压要稳字当头。高血压是慢性病，慢性病还要慢治。但是许多患者并不知道降血压要缓慢平稳地降至正常，总希望医生帮助快速降压。但是高血压不是一天两天形成的，自然不能一天两天就降下来。特别是那些常年高血压的老人，如果降得太快极易发生脑梗死，造成严重后果。

降压不能盲目追求达标，血压降到多少，还要看是否适合自己。

杨力提示

用电子血压计前算好差值

电子血压计测量血压用的袖袋分别要放在肘部、腕部及手指部，如没有血管病变，这 3 个部位的血压应该相等，但测量出的血压值可能有所不同。

即使是同一个部位，电子血压计和水银柱血压计测量的结果也有一定差别。使用电子血压计前，要先计算其与水银柱血压计之间的差值，以便在以后的使用中换算出真实的血压值。

一般来说，差值小于 10 毫米汞柱可以接受。例如，医生用水银柱血压计测量出来的血压为 120 毫米汞柱，而自己用电子血压计测量出来的血压为 100 毫米汞柱，就说相差了 20 毫米汞柱。那么，自己测量出来的 60 毫米汞柱，实际应该是 80 毫米汞柱。

得高血压会有啥征兆

高血压的症状因人而异，在早期可能没有特殊症状或症状不明显，劳累、精神紧张、情绪波动后可能出现血压的升高，休息后逐渐恢复正常。而当病程延长后，血压会明显持续升高，接着出现各种症状。

头晕、头痛

头晕是高血压最多见的症状，有些是一过性的，常在突然站起或蹲下时出现，有些是持续性的。

头痛也是高血压的常见症状，多为搏动性的胀痛或持续性的钝痛，甚至有炸裂样的剧痛。常在早晨睡醒时发生，起床下地活动及饭后逐渐减轻。疼痛部位多在后脑勺和额部两侧的太阳穴。

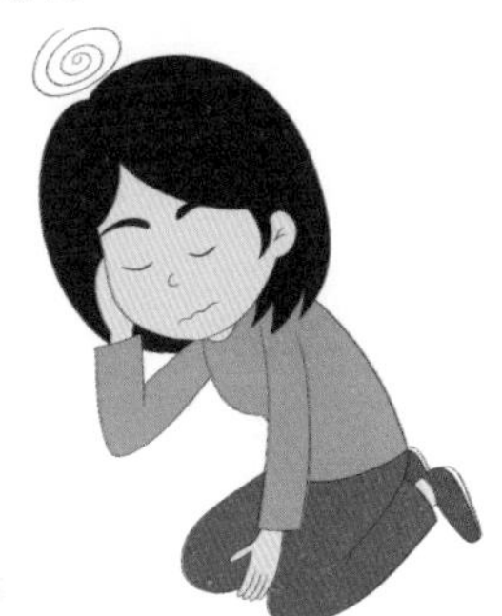

头晕、头痛

烦躁、心悸、失眠

高血压患者性情大多较为急躁，遇事敏感，易激动。高血压导致的心脏肥大、心脏扩张等都会使心脏功能紊乱，出现心悸的症状。患者可以出现入睡困难或早醒、多梦、睡眠不实、易惊醒等症状。

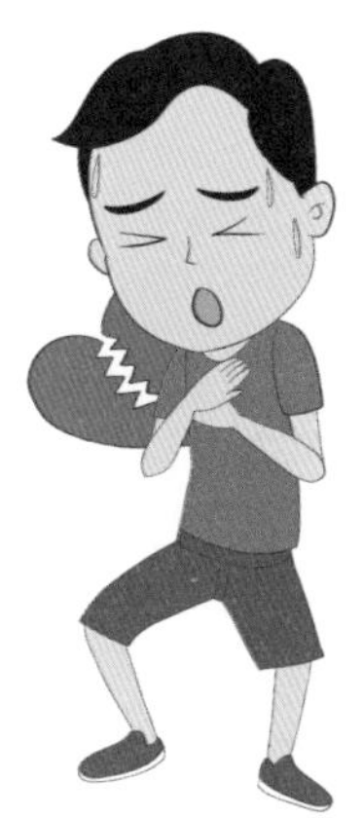

心慌、心悸

手脚麻木

常见于手指、脚趾麻木或皮肤有如虫子爬行的感觉，或背部肌肉酸痛、紧张。部分患者还会感觉手指不灵活。

耳鸣

高血压患者中有 10% 以上的人会出现耳鸣、耳聋现象。这是由于高血压和动脉硬化影响了内耳的血液供给，从而使听神经功能发生退变造成的。患者多是双侧耳鸣，持续时间较长，耳鸣时感觉响声如蝉鸣，或脑中嗡嗡作响。

血压升高，冠心病的独立致病因素

血压升高是冠心病的独立危险因素。高血压引起的危害最常见的是冠状动脉粥样硬化、脑动脉粥样硬化和间歇性跛行。冠心病的发病率和死亡率随着血压水平的升高而增加，若伴有其他危险因素的血压升高，致冠心病发病的危险性就更大了。

冠心病的发病与血压的关系

冠心病的发病与血压水平呈连续的、逐步升高的、密切的关联，高血压患者的冠心病发病率是血压正常者的 2 ~ 3 倍。有研究证明，血压升高，不论是稳定还是不稳定，高压高还是低压高，不分性别、年龄，都是冠心病发病的独立危险因素。血压即使是正常偏高，对冠心病的发病都有重要意义。

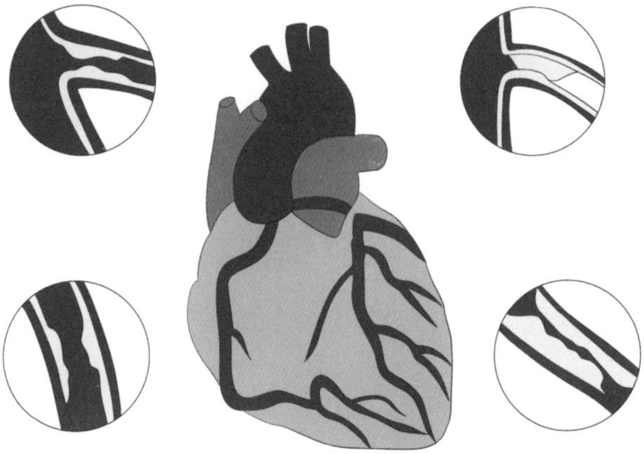

50% 堵塞
（偶尔出现头晕、胸闷等症状）

99% 堵塞
（诱发心绞痛、心肌梗死甚至猝死）

30% 堵塞
（几乎没有任何症状）

90% 堵塞
（经常出现头晕、胸闷等症状）

正常人的血管每年变窄 1% ~ 2%；有高血压、血黏度高、糖尿病者每年变窄 3% ~ 4% 或以上

心率也是血压的风向标

医学研究表明，心率是血压的一个预测指标。目前认为，高血压患者把心率控制在每分钟 60 ~ 80 次较为理想。在日常生活中，高血压患者完全可以通过控制自己的精神情绪，避免激动、发怒、悲伤、忧虑的发生，这些也是减慢心率的有效方法。

血压不达标，血糖也是大隐患

对一些患有慢性病的人来说，血压控制的标准也不同，如糖尿病或慢性肾病合并高血压患者，血压要降到 130/80 毫米汞柱以下，他们的标准要比普通人低。糖尿病患者的并发症多，他们是冠心病的高危人群，因此血压控制标准要更严格。

高血压和糖尿病就像孪生兄弟

高血压和糖尿病就像孪生兄弟一样，都是代谢综合征的主要危险因素，不论是哪种病先发生，都会加重对心、脑、肾、血管等靶器官的损害。糖尿病、高血压一旦联手，可相互影响，推波助澜，带来的后果更为严重。

糖尿病相关的终点事件（即心肌梗死、中风等并发症）降低 24%
微血管病降低 37%，中风发病率下降 44%
严格控制血压
+
严格控制血糖
糖尿病相关的终点事件只降低 12%
微血管病降低 25%，心肌梗死减少 16%

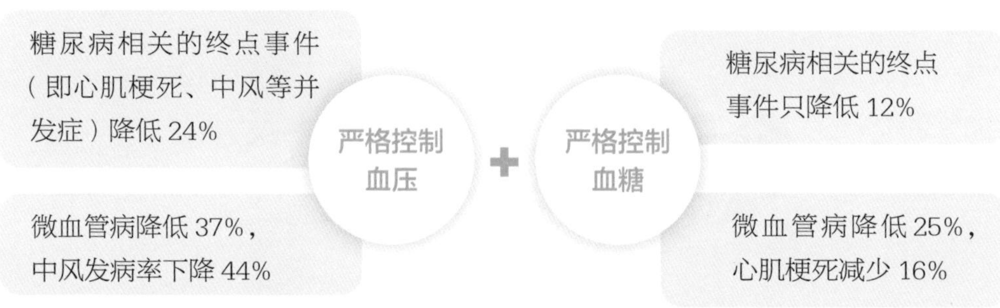

对于糖尿病合并高血压患者来说，降血糖固然重要，但把血压控制到正常水平更为重要。因为对 2 型糖尿病人群构成最大威胁的是大血管病变，如心脑血管疾病和周围动脉阻塞性病变。临床发现，糖尿病病死者中，80% 以上死于心血管病。

糖尿病患者血压降至多少为宜

糖尿病合并高血压患者必须实行更严格的降糖、降压治疗，以求减少发生心脑血管病的风险，要把血压降到 130/80 毫米汞柱以下。如果尿检查出有较多的蛋白或合并有冠心病、肾病、脑血管病等，在可耐受的前提下还应降得更低，如降到 125/75 毫米汞柱以下。而非糖尿病的高血压患者，降到 140/90 毫米汞柱以下就算达标了。

血压偏高人群，警惕迅速发展为高血压

所谓前期高血压，是指血压指数高于理想水平（120/80 毫米汞柱），但尚未高到足以被诊断为高血压的情况（超过 140/90 毫米汞柱即被确诊为高血压）。根据一项新的研究，有前期高血压的人，高血压的风险开始上升，中风的风险也会显著增加。

一年一次血压筛查

对于前期高血压人群，因为有相当一部分在一年内就可能发展为高血压，所以应该进行一年一次的血压筛查。血压正常的人群应该两年进行一次血压筛查。

预防高血压的原则

饮食要“三低二高”	高脂、高糖、高盐的饮食是高血压的一大诱因。饮食上，应坚持低动物脂肪、低糖、低钠（盐）、高蛋白、高膳食纤维（蔬菜）的原则
控制体重	体重增加会使心脏负担加重，血管外周阻力增加，导致高血压病情恶化。因此，控制体重很重要
定时监测血压	如有头晕、头痛等症状，应及时监测血压。在无明显不适情况下，一周测 1 ~ 2 次即可
每天 6000 步	过剩的脂肪会加大心脏负担和血管阻力，诱发高血压。有研究表明，肥胖者体重每减少 1 千克，血压就会下降 1 毫米汞柱
定时排便	在排便时，腹压升高可影响血压。因此，应多食富含膳食纤维的食物，帮助排便，并养成定时排便的好习惯
保持情绪稳定	血压的调节与情绪波动关系密切，大喜、大悲、大怒都可引起血压大幅度波动，因此应保持情绪相对稳定

轻度高血压人群，管住嘴、迈开腿

如果你已经患了轻度的高血压 (1 级高血压)，建议不要马上服用降压药，而应先通过改变生活方式来治疗此病。

何谓轻度高血压

轻度高血压是指患者的收缩压为 140 ~ 159 毫米汞柱，或其舒张压为 90 ~ 99 毫米汞柱，又没有其他合并症的一类高血压。此类高血压患者约占高血压患者总数的 70%。

很多轻度高血压患者都认为，自己的血压仅是轻度升高，又没有出现不适症状，因此不需要治疗。其实，这种看法是不正确的。轻度的高血压对人体也是有害的，患者也应当进行系统的降压治疗。

首选非药物治疗

考虑到降压药的不良反应，而轻度高血压患者血压升高的幅度有限，因此建议，轻度高血压患者在被确诊后，应首先进行非药物治疗。

非药物治疗主要包括：进行适量的运动、限制盐的摄入量、调整饮食结构、减肥、保持有规律的生活、保持轻松愉快的心态等。

轻度高血压的饮食原则

控制热能摄入，减少高脂饮食	尽量少食或不食糖果、点心、甜饮料、油炸食品等高热量食品。减少饮食中脂肪的量，特别是动物性脂肪，如肥肉、肥肠等
保证膳食中钙的充足摄入	补钙有利于降低血压，含钙丰富的食物有牛奶、酸奶、豆制品、海带等
控制食盐的摄入	凡有轻度高血压或有高血压病家族史的，减少烹调用盐量，食盐摄入量最好控制在每日 5 克以下，尽量少吃酱菜类等盐腌食品。或选择低钠盐

（续表）

多吃新鲜蔬菜	适当增加新鲜蔬菜的摄入量，多吃含维生素 C 的食物，尤其是深色蔬菜。如西蓝花、白菜、豆角、番茄等，不仅富含钾，而且富含钙、抗氧化维生素和膳食纤维，这些都是对血压或心血管病有保护作用的成分
戒烟限酒	吸烟有害健康，过量饮酒是高血压的另一致病因素。男性每天酒精摄入量不超过 25 克，女性不超过 15 克。如果已经患有高血压，最好不要饮酒

零碎散步，累计 10000 步也能健身

最新研究发现，零碎地运动，累计起来对健身也有效果，适合每天拿不出足够时间去运动的人。过于强大或激烈的运动方式并不适合大多数中老年人，而且运动要坚持才更有效。每天走 10000 步，不仅降压还减肥。

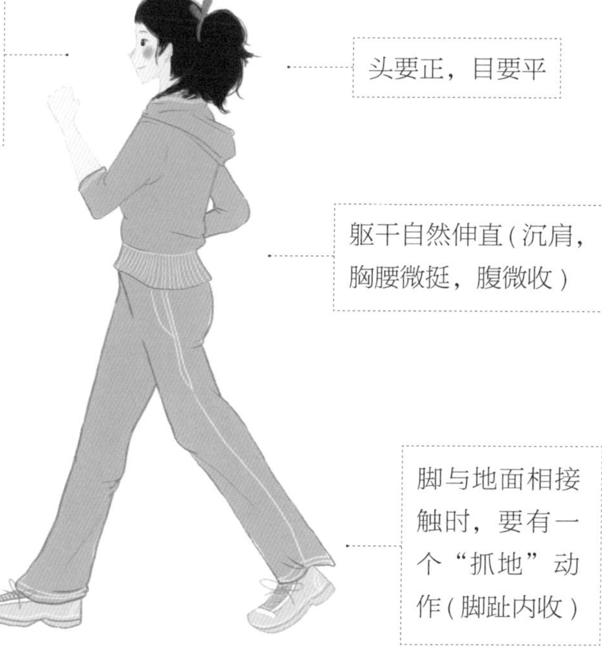

计步：佩戴运动手环或运用手机计步器

速度：每分钟 60 ~ 90 步

强度：走完微微出汗

测量血糖：不过高也不过低

血糖在什么水平算正常

得了糖尿病，让许多人“丈二和尚摸不着头脑”，不知怎么监测，血糖在什么水平算正常。监测血糖对糖尿病的诊断、疗效判定、预后转归都是有力的依据。以下检查有助于糖尿病的早期发现和病情监测。

血糖监测

血糖（GLU）是指血液中葡萄糖的浓度，代表进入血液的葡萄糖的动态水平。血糖浓度受激素调节，胰岛素是体内唯一的降血糖激素。测定血糖是了解糖代谢和胰岛功能最简便的方法。

空腹血糖

空腹血糖（FPG）是指在隔夜空腹（至少 8 小时未进任何食物，饮水除外）后，通过早餐前采血所检定的血糖值。空腹血糖为糖尿病最常用的检测指标，反映胰岛 β 细胞功能，一般代表基础胰岛素的分泌功能。

为了解胰岛素的基础功能，判断病情变化，以及前一天晚间的用药剂量是否合适，应检测空腹血糖。

空腹血糖应在早晨 6 ~ 8 点抽血检测，正常值为 3.9 ~ 6.1 毫摩 / 升。凌晨 3 ~ 4 点血糖处于最低点，但不应低于 3.3 毫摩 / 升。

餐后 2 小时血糖

餐后 2 小时血糖是指从吃第一口饭开始计时，整 2 个小时后测得的血糖值。餐后 2 小时血糖是反映胰岛 β 细胞储备功能的重要指标，能发现可能存在的餐后高血糖。

很多 2 型糖尿病患者空腹血糖不高，而餐后血糖很高，如果只检测空腹血糖，往往会使部分患者漏诊。同时，餐后 2 小时血糖能较好地反映进食及使用降糖药是否合适，这是空腹血糖不能完全反映的。另外，检测餐后 2 小时血糖不影响正常服药或打针，也不影响正常进食，所以测量时，应按平时服药、注射胰岛素和吃饭。餐后 2 小时血糖正常值为 ＜ 7.8 毫摩 / 升。

随机血糖

随机血糖是指一天中任何时候测得的血糖值。正常人不超过 11.1 毫摩 / 升。通过随机血糖可以了解特殊情况对血糖的影响，如多吃、少吃、吃特殊食品、饮酒、劳累、生病、情绪变化、月经期等；还可以及时捕捉低血糖的瞬间（约 10 分钟之内），当怀疑有低血糖发生时要及时测量血糖。

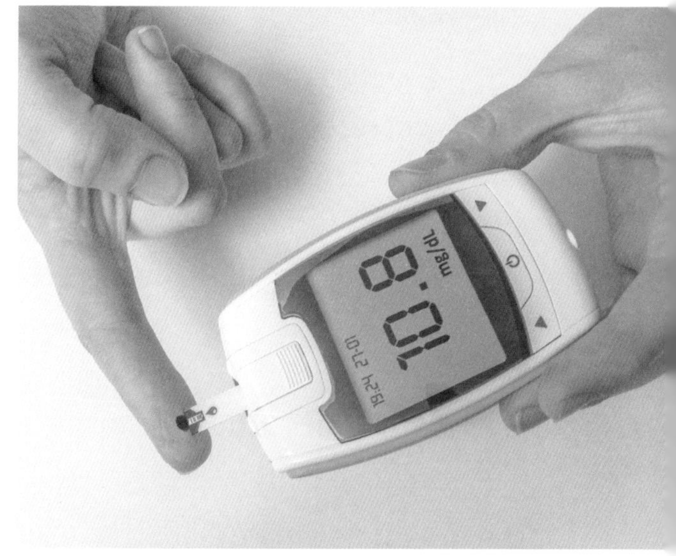

糖化血红蛋白

糖化血红蛋白（HbA1c）是血液中红细胞内的血红蛋白与血糖结合的产物，糖化血红蛋白越高，表示血糖与血红蛋白结合越多，糖尿病病情也越重。

糖化血红蛋白值能反映患者测定前 2 ～ 3 个月的平均血糖水平，所以检测糖化血红蛋白已成为了解糖尿病控制良好与否的重要指标。糖化血红蛋白升高可以引起血黏度增高，是心脑血管病发生的重要因素。糖尿病患者一般每隔 3 个月要做一次糖化血红蛋白检测。

糖化血红蛋白正常值为 4% ～ 6%，要求控制在 6.5% 以下，若大于 9% 则易发生慢性并发症。

你是不是糖尿病高危人群

有糖尿病家族史的人

如果你的父母或有血缘关系的亲属中有人患糖尿病，那么你体内可能也携带糖尿病基因，可能较其他人更易患糖尿病。

肥胖的人

尤其是腹型肥胖（男性腰围≥ 90 厘米，女性腰围≥ 80 厘米）的人患 2 型糖尿病的风险会更大。肥胖会造成胰岛素抵抗，胰岛素产生抵抗容易诱发糖尿病。

曾经有过血糖高的情况或曾经尿糖呈阳性的人

这是糖尿病的高危人群。

患有代谢综合征的人

代谢综合征是以引起多种物质（糖、脂肪、蛋白质）代谢异常为基础的疾病，包括高体重、高血压、高血糖、高血脂、高尿酸、高血黏、高胰岛素血症、微量白蛋白尿、脂肪肝。如果某人具备其中的 3 项或 3 项以上，则说明他患有代谢综合征。这种人即使血糖不高，也属糖尿病的高危人群。

生过 4 千克以上巨大儿的女性

得糖尿病的可能性也比较大。

出生时体重在 2.5 千克以下的孩子

有研究发现，孩子出生时特别轻，说明胰岛发育有问题，孩子长大以后得代谢综合征、糖尿病、冠心病、高血压的概率就高。

空腹血糖≥6.1毫摩/升，警惕血管病变

为控制血糖，从而预防糖尿病并发症，需保证糖化血红蛋白达标，而第一步就是需要先使空腹血糖达标。

理想的血糖状态

理想的血糖状态是：空腹血糖小于6.1毫摩/升，餐后2小时血糖小于7.8毫摩/升，糖化血红蛋白值（血糖升高后，葡萄糖与红细胞内的血红蛋白结合，形成糖化血红蛋白，正常人的糖化血红蛋白值为4%～6%）小于6%。

监控血糖记住数字“6”

血糖和血压一样容易波动，而糖化血红蛋白代表近2～3个月的平均血糖水平，所以如果偶然监测血糖高于正常值，而糖化血红蛋白在正常范围，则说明你大部分时间的血糖控制得都很好。

监测空腹血糖和糖化血红蛋白这两个指标很重要，而空腹血糖和糖化血红蛋白上限值分别为6.1毫摩/升和6%（60岁以上的老年人可以适当放宽对糖化血红蛋白的要求），都有数字“6”。因此要记住：早期诊断和治疗糖尿病，使空腹血糖和糖化血红蛋白分别小于6.1毫摩/升和6%非常重要。

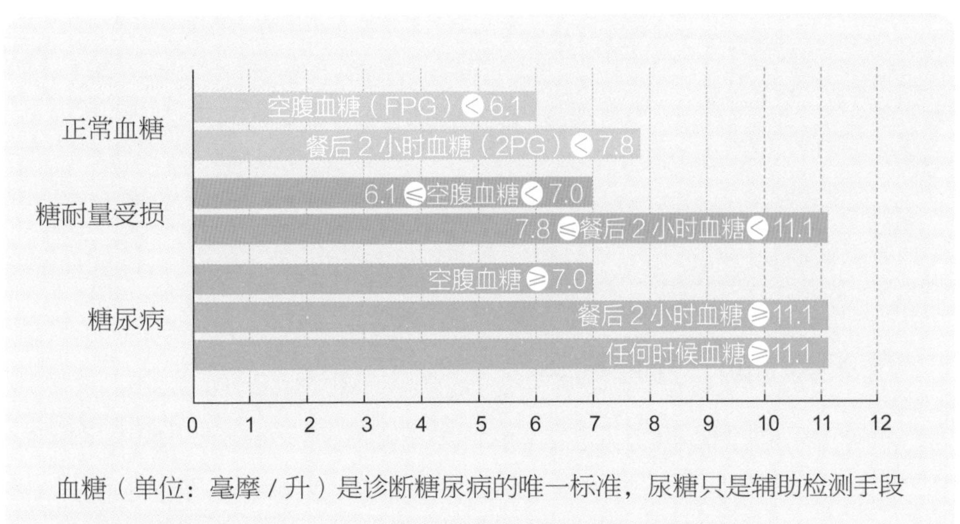

血糖（单位：毫摩/升）是诊断糖尿病的唯一标准，尿糖只是辅助检测手段

什么是糖尿病前期

在被确诊为糖尿病之前，通常会经历一个血糖高于正常值，但是还不够糖尿病诊断标准的阶段，通常称之为“糖尿病前期”。糖尿病前期包括空腹血糖受损（IFG）和糖耐量受损（IGT）两种情况。糖尿病前期人群是糖尿病后备军。据推测，我国有一亿多人处于糖尿病前期。

糖尿病发展的三个阶段

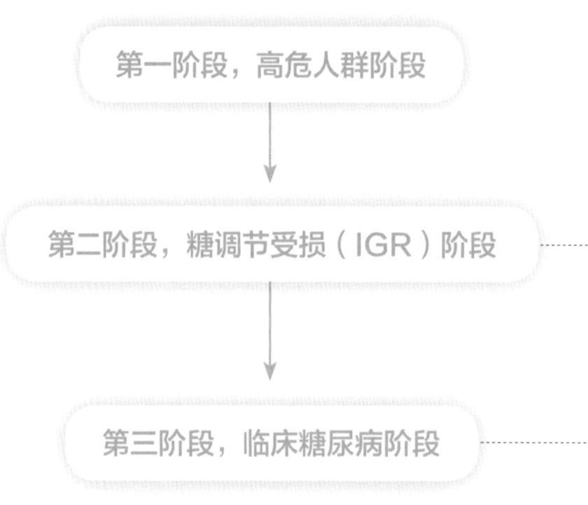

这是所有 2 型糖尿病发病前的必经阶段，有 3 种表现形式：空腹血糖受损（IFG）、糖耐量受损（IGT）以及兼有 IFG 和 IGT（IFG/IGT）。

控制并发症的发生是这部分人群的头等大事。

糖尿病虽不能根治，但是如果及早预防，在第一、第二阶段采取相应对策，完全可以避免进入第三阶段。

糖尿病前期	静脉血浆血糖（单位：毫摩 / 升）	
空腹血糖受损	6.1 ~ 6.9	无餐后
糖耐量受损	无空腹	7.8 ~ 11.0

糖尿病前期：悬崖勒马

可以说，此时糖尿病如同一顶拎在手上的帽子，到底是扔掉还是戴上，几乎完全取决于患者在该阶段是否调整生活方式。要牢记：养成好习惯，任何时候都不晚，多做一点是一点。

多动会儿

不管体形胖瘦，准糖友都应该坚持每天至少锻炼 40 分钟。别小看这“多动会儿”的效果，除了胰岛素之外，运动也是降血糖的一大利器。对于中老年人，只要锻炼时能够微微出汗即可。

多睡会儿

如果得不到充足的睡眠，大家会感到疲惫不堪，体内激素分泌的压力变大，身体会通过储存脂肪来“应对危机”，人的饭量会变大，这也是形成糖尿病前期的危险因素。所以，在日常生活中要建立良好的睡眠习惯，尽量按时睡觉、起床。

少吃点儿

每顿饭少吃一点，七八成饱即可，减少高热量、高脂肪食物的摄入，能减小人体内唯一降血糖激素——胰岛素的负担。大家不妨学习一下广东人的饮食顺序，先喝汤到半饱后，再吃些素菜，最后靠荤食垫到七八成饱。在蔬菜的选择上可以多吃些低淀粉食品，比如菠菜、西蓝花、胡萝卜等，主食尽量选择全谷物食品，而不是精加工米面，比如可用糙米饭代替白米饭。

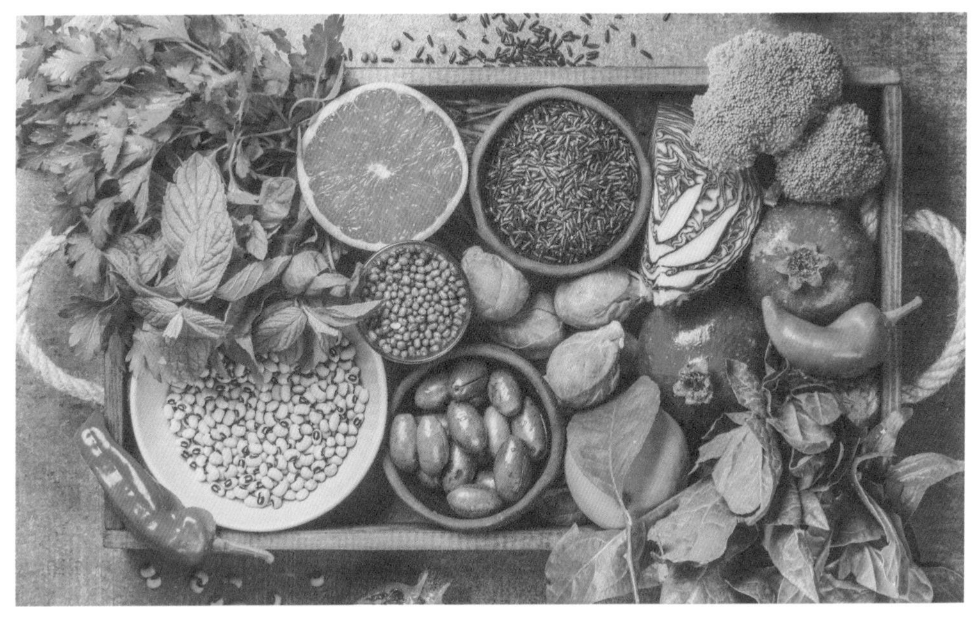

得糖尿病会有啥征兆

除了大家熟知的“三多一少”，世界卫生组织和国际糖尿病联盟针对糖尿病发病症状各异的现状，还增加了一些以前很容易被忽视的风险征兆。以下 12 大征兆，你注意到了吗？

风险征兆

1. 尿多（24 小时内可达 20 多次，尿量可达 2 ～ 3 升甚至 10 升之多）

2. 口渴明显、喝水多

3. 容易饥饿、吃得多

4. 体重下降

5. 疲乏无力

6. 注意力下降、兴趣索然

7. 消化道不适，甚至恶心呕吐（常被误认为胃肠型感冒）

8. 手指、脚趾对疼痛变得异常敏感或者麻木

9. 视力下降、看东西模糊不清

10. 创伤或手术后伤口不易愈合

11. 屡发疮疖，此起彼伏

12. 很容易发生感染，如皮肤感染、尿路感染等

如果出现以上一种或是几种风险征兆（而且持续不断），就要警惕是否患上了糖尿病。而出现的风险征兆越多，患上糖尿病的风险也就越大。

数脉搏：防心脏病变

早起脉搏 60 ～ 90 次 / 分钟

早晨起床之前，测量手腕或颈动脉处脉搏，每月 1 次。正常人安静时的脉搏为 60 ～ 90 次 / 分钟。如果平时注意锻炼，心肌处于良好状态，心跳会慢些。但是如果不经常锻炼，心率却低于正常范围，就可能是患心脏病的征兆。

脉搏和心跳有什么关系

正常人脉搏与心率一致，通过数脉搏即可知道心率（每分钟心跳的次数）。因此可通过脉搏是否规整、脉率是否正常来粗略判断有无心律失常。但患者如有心律不齐，如早搏等，此时就不能用脉搏次数来代替心率，最好用听诊器测量心率。

你的心跳正常吗

在了解心率（脉率）与心脏病的关系前，先要知道心率的正常值，而这个参考值在休息时和运动时是不一样的。

正常人安静状态的标准心率是多少呢？不同年龄的人，标准心率并不相同。一般来说，年龄越小，心率越快，老年人心跳比年轻人慢，女性的心率比同龄男性快，这些都是正常的生理现象。小于 3 岁的幼儿，其心率多在 100 次 / 分以上；成人安静时，正常心率为 60 ～ 90 次 / 分，理想心率应该为 60 ～ 70 次 / 分。

怎样获得自己的静息心率呢？需要在清醒、安静、没有入睡的情况下测量。如果静息心率大于每分钟 80 次，说明需要开始注意了。如果做完家务活或者散步、慢跑以后，心率增加大于每分钟 20 次，应及时就医。

一个人的心跳保持在每分钟六七十下，最有可能健康长寿。如果你的心跳次数远远高于这个数值，那就要加强锻炼了。如果心跳次数低于这个数值，也要小心。

为自己“把把脉”

从脖子到脚背有以下几个重要的测脉搏处：

第一个是颈动脉的搏动：喉结两边，手轻轻按压可感觉到。由于此处搏动较强，常作为急救时判断是否还有心跳的标志。

第二个是肱动脉，在肘窝附近，和测量血压有关。

第三个是桡动脉，在手腕的大拇指侧，这是摸脉搏最常用的部位。

第四个是腹主动脉，人体内很重要的一条大动脉，体形偏瘦的人有时能感觉到肚子在跳动。如果在此处摸到肿物要及时就诊，可能会是危及生命的动脉瘤。

第五个是腹股沟附近的股动脉，因为位于体表且便于寻找，医疗操作时经常用到。

脉搏的基本频率要求在人体静止时测量，可以通过手腕或颈部的脉搏进行测算，在脉搏上轻轻地按压 10 秒，然后将脉搏数乘以 6，就能够得出每分钟的心跳数。

心跳快，需区别对待

心率太快会危害健康、缩短寿命，增加心血管病的发病率和死亡率。如何才能纠正心跳太快呢?

心跳增快，后果很严重

近年来，大量资料证实：慢性心率增快是心血管病的独立危险因素。国外的前沿研究显示：心率加快的患者普遍比心率正常的人血压高；同时慢性心率加快也能引起血糖升高、胰岛素抵抗，最终形成糖尿病；可以使体重、红细胞数量、甘油三酯、胆固醇等几方面指标提高，从而增加血黏度。

心脏早搏没症状不用治

正常心跳是匀速、规律、速度适中的，但如果是心脏早搏，规律的心脏跳动中就会出现一个提早的心跳，然后是一段较长的间歇。心脏早搏是一种最常见的心律失常，病理和生理变化都会导致心脏早搏。一般情况下，如果早搏是体检查出来的，没有明显不适症状，可不必治疗。因为人在情绪紧张、激烈运动、过度劳累、酗酒等外因刺激下也容易出现早搏，这时应注意戒掉不良生活习惯，调节情绪，平时少喝浓茶、浓咖啡等饮料。

心跳太快怎么办

运动	常参加各种强度适宜的运动。虽然运动时心率加快，但运动能使心功能得到锻炼。一般适宜的运动心率是“170 - 年龄”。例如一位 30 岁的男性，他运动后的适宜心率为 170 - 30=140（次 / 分），一般运动不要超过 1 小时，每次最佳时间为 30 ~ 60 分钟，每周至少坚持 3 次运动
改正不良的生活方式	熬夜、吸烟、饮酒均可使静息心率加快。少喝浓茶和浓咖啡，特别是不要在睡前喝，否则容易导致失眠。还应定时排便，保持排便顺畅

得心脏病会有啥征兆

就像水泵用久了会出现问题，或功能出现下降一样，心脏过度疲劳也会出现问题。导致心血管病的原因有很多，如吸烟、大量饮酒、精神压力大、过度劳累、饮食不当等。通常，心脏出现问题时，身体会有一些特殊的表现。改变不健康的生活方式和行为（症状因人而异），有助于远离心血管疾病。

呼吸急促

这里说的呼吸急促可不是运动后，而是稍微活动就呼吸急促，如爬楼梯等，表现为喘不上气、上气不接下气，严重的还会出现呼吸困难。除了心脏的问题外，慢性支气管炎、肺气肿等疾病也会出现呼吸急促。

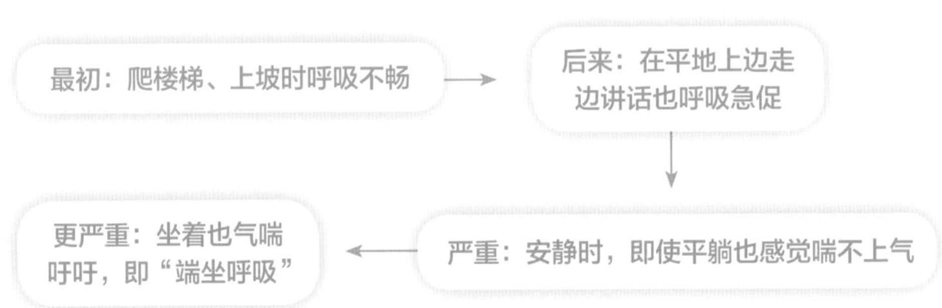

心悸

心悸就是人体感觉脉搏跳得很快、搏动很厉害，明显感到心脏“扑通、扑通”跳。正常人在运动或处于紧张时可能会出现这种情况，但在安静状态下出现上述情况，可能是心脏有问题了。

胸痛压迫

胸痛是心脏病发出的最早期信号。根据美国心脏病学会的看法，典型的心脏病发作时，患者胸口会有难受的挤压感或者痛感，并持续 2 分钟以上，就像“一头大象踩在胸口”，胸口的疼痛有时可扩散至左肩或左臂。

疲劳、头晕

一些心脏病患者没有十分明显的症状，但会长期存在一些不适感觉，包括容易疲劳；饱餐、寒冷、吸烟、看情节紧张的电影或电视时感到不适；不能进行重体力劳动，感冒后轻微活动也会感到疲乏，或走路稍快就感觉气急；经常头晕眼花，有时会眼前发黑，有要跌倒的感觉；在公共场所中容易感到胸闷、呼吸不畅和空气不够等。这种情况下，要定期对心脏进行检查，一旦发现心脏方面的问题，要及时治疗，以免发生更大危险。

下肢浮肿、皮肤发紫

心脏病引起水肿的主要原因是心力衰竭，主要有以下特点：

- 可凹性，与肝肾疾病引起的水肿相比，按压时感觉硬度更大一些
- 最先出现在下肢，一般是从双足开始，逐渐向上发展
- 劳累或体力活动后加重，傍晚时明显，晨起时减轻
- 对称出现，同时伴发心脏病的其他表现

紫绀又称发绀，是血液中还原血红蛋白增多，导致皮肤黏膜呈青紫的现象。一般情况下，口唇、舌、鼻尖、颊部、耳垂和指（趾）末端出现的紫绀最为明显。引起紫绀的疾病常常比较严重，一旦发现应该及时就诊，请医生帮助诊断原因。

此外，长期咳嗽也可能是心脏病的一个隐蔽信号，如果同时出现胸痛、胸闷等症状，要及时排查。

最佳心率，让运动安全又有效

检测心率，是最重要的衡量运动量是否适当的指标。找到适合自己的靶心率，在此心率上维持一段时间运动，才能够达到最佳的运动效率。

测量心率或脉搏

心率测量方法：运动停止后，即刻测脉率、心率或颈动脉搏动，数数运动后最初 10 秒钟内的脉搏数，再将之乘以 6，计算出 1 分钟的心率。注意，一般锻炼后心率的测量要争取在运动后 10 秒钟内测定。

最高心率：一分钟内心率的最高值（bpm）。**计算公式为：220 －年龄＝最高心率。**一般误差为 10 ～ 12bpm。最高心率随个人的身体健康状况而有所变化。经常锻炼能提高最高心率。

安全心率：一般是最高心率的 60% ～ 70%。适宜于运动新手和健康人士。

慢性病患者的心率：一般慢性病患者可按一个公式计算，即：**运动时最高心率（次 / 分）=170 －年龄。**

最佳靶心率：国内外研究表明，最适宜的有氧锻炼强度为运动后心率是最高心率的65%～75%，即心率在130～150次/分。

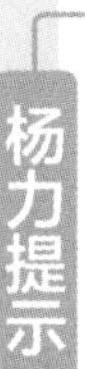

卡氏公式：算一算你的心跳目标区

卡氏公式是非常有效的确定心跳目标区的方法。运动强度级别可分为三个阶段：

初始或低健康级别	50% ～ 60%
一般健康级别	60% ～ 70%
高健康级别	70% ～ 85%

有了强度百分比，我们把它们一起放进卡氏公式里：

220 －年龄＝最高心率

（最高心率－安静时心率）× 强度级别＋安静时心率＝心跳目标区

有了目标心率区，你可在运动中定期地触摸脉搏来监控运动量。如果你的心跳在目标区范围之内，说明运动量合适，否则，就需要调整运动量。

举例说明：王小姐今年 30 岁，静态心率为每分钟 60 次，运动强度为 50%，那么她的心跳目标区就应该为：

最高心率：220−30=190 次 / 分

心跳目标区：（190−60）×50%+60=125 次 / 分

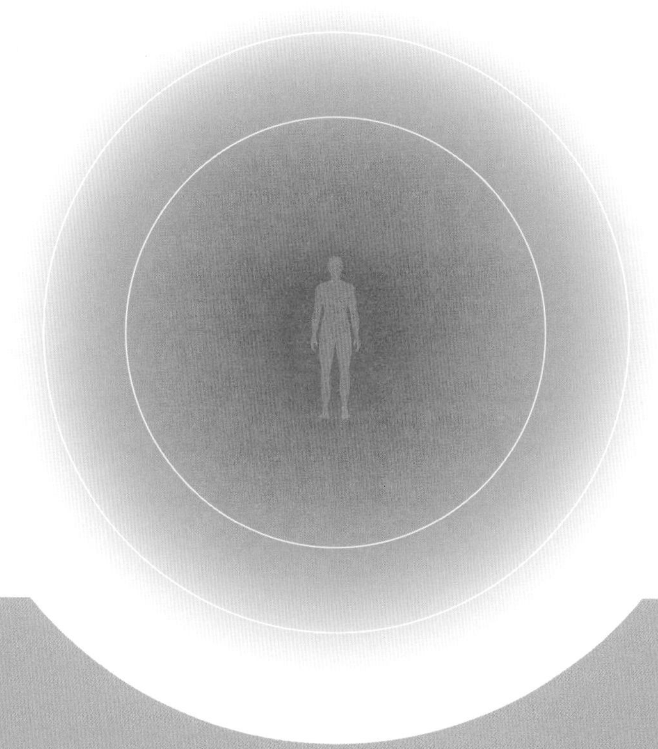

Chapter 7 自查癌症，一辈子不得癌并不难

预防肺癌

发现肺癌，看懂“求救信号”

肺部是人体与大气相通的唯一器官，容易受到空气污染等外界不良因素的影响，从而导致肺癌患病率大大增加，但是肺癌早期可以通过微创外科手术进行治疗，且 5 年生存率几乎接近 100%。因此，早期发现肺癌信号非常重要。

久咳

咳嗽是肺癌患者早期和最常见的症状之一，因此，凡是以往无慢性呼吸道疾病，尤其是 40 岁以上人群出现刺激性干咳，经过积极治疗，持续 3 周以上不止，应尽早检查。

老年慢性支气管炎患者，肺癌的发病率比一般人高，但其早期的咳嗽症状易与原有的慢性咳嗽相混淆，要注意咳嗽性质和咳嗽规律的改变。肺癌患者咳嗽常为刺激性呛咳和剧咳、痰少，与原有的四季发病规律不符，经积极抗感染治疗无效，症状反见加重，则需及时检查。

血痰

咯血常见于肺癌。其特点是间断性反复少量血痰，往往血多于痰，颜色较鲜，咯血量一般很少，可持续数周、数月或呈间歇性发作。因此，当出现不明原因的血痰时，切莫麻痹大意。

胸痛

肺癌早期胸痛通常为不定时的胸闷，有压迫感或钝痛，体位改变、深呼吸和咳嗽时可加剧，常表现出来的是隐隐的闷痛感，有时可以持续几小时甚至几天。

吸烟者更需防肺癌

吸烟是导致肺癌的重要因素之一，烟草中与肺癌相关的有害物质非常多，明代《滇南本草》指出:“烟草辛热，有大毒。”

记住 3 个危险的“20”

烟龄 20 年以上的，20 岁以下开始吸烟的，每天吸烟 20 支以上的。3 个“20”里，只要满足其中 2 条，就属于肺癌的高危人群。

有的烟民习惯一支接一支抽，一支烟吸到不能再短时才扔掉；有的人吸烟时吸得非常深，大部分烟都吸入了肺部；还有的人患有慢性支气管炎，但仍然吸烟。这些行为都非常有害。

被动吸烟也被证实是非吸烟者患肺癌的一个重要原因。被动吸烟对妇女和儿童造成的伤害尤其大，一些与吸烟者长期共同生活的女性，患肺癌的概率比正常人高出很多。

吸烟者更应注意身体变化

建议肺癌高危人群应定期进行痰细胞学和胸部 X 线检查，有条件的还可进行低剂量螺旋 CT 筛查，以便发现早期肺癌，及时治疗，提高患者的生存期和生存质量。

特别是吸烟者在出现痰中带血、刺激性干咳、控制不住的干咳，或咳嗽的规律、特点发生明显变化时，都要及时到正规医院进行诊治。

如何戒烟效果好

扔掉烟和吸烟工具：烟、打火机、烟灰缸等对戒烟产生刺激的物品，统统扔掉，避免复吸。

转移注意力：当有复吸想法时，先深呼吸 15 次，喝一杯温水、扩胸伸懒腰、刷牙或洗脸，也可咀嚼无糖口香糖或水果等食物，转移注意力，但要避免用零食代替香烟，以免引起血脂、血糖升高，身体过胖。

遏制肺癌，从远离雾霾入手

现在由环境因素导致的肺癌逐渐被人们关注，空气污染物已被世界卫生组织正式划入致癌物行列。

“吸”出来的肺癌

空气中的悬浮颗粒物大小不等，其中 10 微米的颗粒可以进入上呼吸道，5 微米颗粒可以进入细支气管，2 微米左右（PM2.5）可进入肺泡，也就是肺的最深处。

中医说“肺为娇脏，须慎养”，从生理学角度来说，肺泡也是极其脆弱，表面仅有一层细胞，真的可以用吹弹可破来形容。PM2.5 进入肺泡后，可直接损伤肺泡壁，导致局部炎症，增加肺癌发生的风险。

如何预防雾霾，远离肺癌

预防雾霾最简单有效的方法就是戴一个合适的口罩，中国疾病预防控制中心发布的《雾霾公众健康防护手册》中，建议优先选择符合中国国标 KN95、美国 N95、欧洲 FFP2 及以上标准的口罩。但是需要注意的是，心肺功能不好的老弱病残幼要慎戴密封特别严的口罩，当有头晕、呼吸困难等情况时要立即摘掉口罩。另外，雾霾天要减少外出，尽量不要开窗，暂停户外锻炼，进到室内要洗脸洗手，多吃梨等清肺食物。

杨力提示

提防油烟对肺的侵害

油烟中含苯并芘及丙烯醛等多种致癌物质，长期吸入会增加患肺癌的风险。因此要改进厨房通风设备，改变不健康的烹饪习惯，多用蒸、煮等烹饪手段。炒菜时油温尽量不超过200°C（以油锅冒烟为极限），烹调结束5分钟后再关抽油烟机。

阻挡肺癌的明星食物

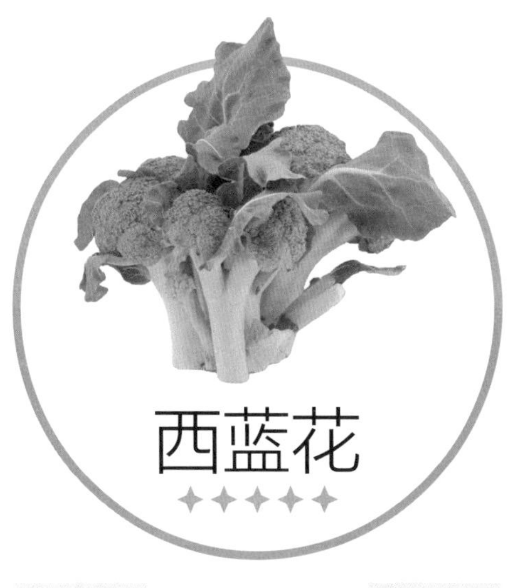

西蓝花

★★★★★

研究发现，西蓝花等十字花科蔬菜可以降低烟民患肺癌的概率。这是因为西蓝花含有较多微量元素钼及萝卜硫素，有助于阻止癌细胞的形成。西蓝花还含有 β－胡萝卜素，能对抗导致衰老的自由基，保护肺功能，有效预防肺癌的发生，甚至对已转化的癌细胞也有阻止其进展或使其逆转的作用。

若想充分发挥西蓝花中的萝卜硫素的抗癌作用，最好隔水蒸 5 分钟左右，变成亮绿色时加入调料拌着吃。

西蓝花隔水蒸 5 分钟，抗癌作用最强

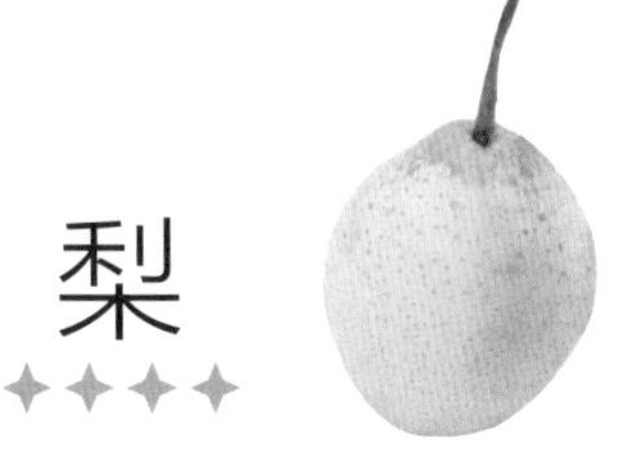

梨

★★★★

中医认为梨具有生津润燥、清热润肺、止咳化痰的作用，每天吃一个梨能缓解咽喉干痒、疼痛，改善肺功能，保护肺部免受空气中灰尘和烟尘的影响。但是脾胃虚寒者不宜多吃。

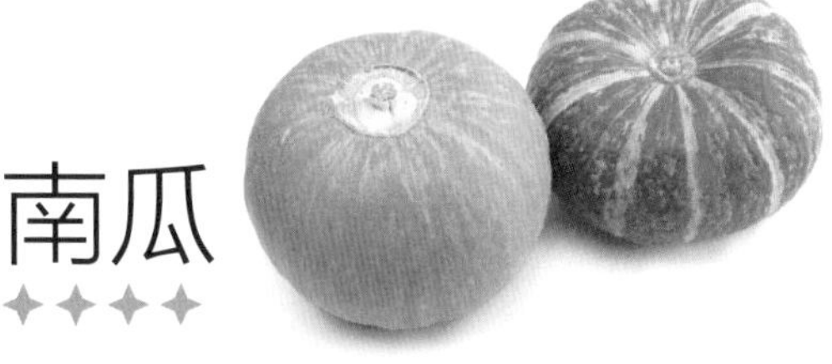

南瓜

★★★★

南瓜含有丰富的维生素 C、胡萝卜素，能消除自由基，增强机体免疫功能，降低癌症的发生率。每天食用南瓜的量不要超过一顿主食的量，以不超过 250 克为宜，而且老南瓜含糖量高，糖尿病患者不宜食用。

预防肺癌 3 分钟小动作

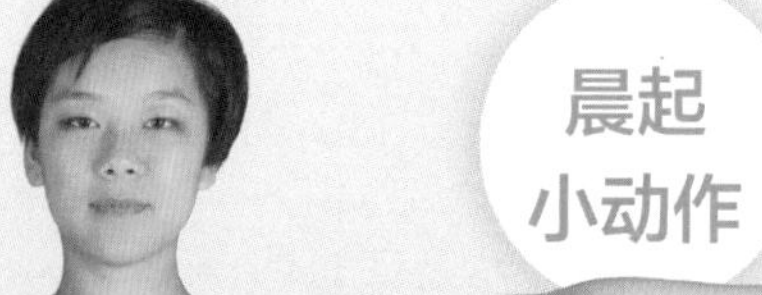

晨起小动作

自然站立。吸气时翘起左脚，两臂侧平举，扬起眉毛，鼓足力气，做鸟展翅欲飞状。呼气时，左脚落回地面，两臂回落腿侧。然后换侧重复操作。左右交替各 7 次。

伸展运动，通经络，调气血，呼吸更顺畅

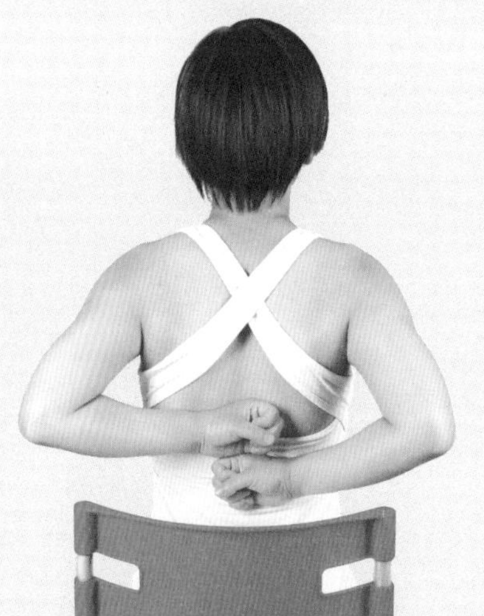

办公室小动作

端坐，腰背直立，双目微闭，两手握成空拳，捶脊背中央及两侧，各捶 30 次。捶背时，要从下向上，再从上到下，先捶脊背中央，再捶左右两侧。可疏通经络，健肺养肺。

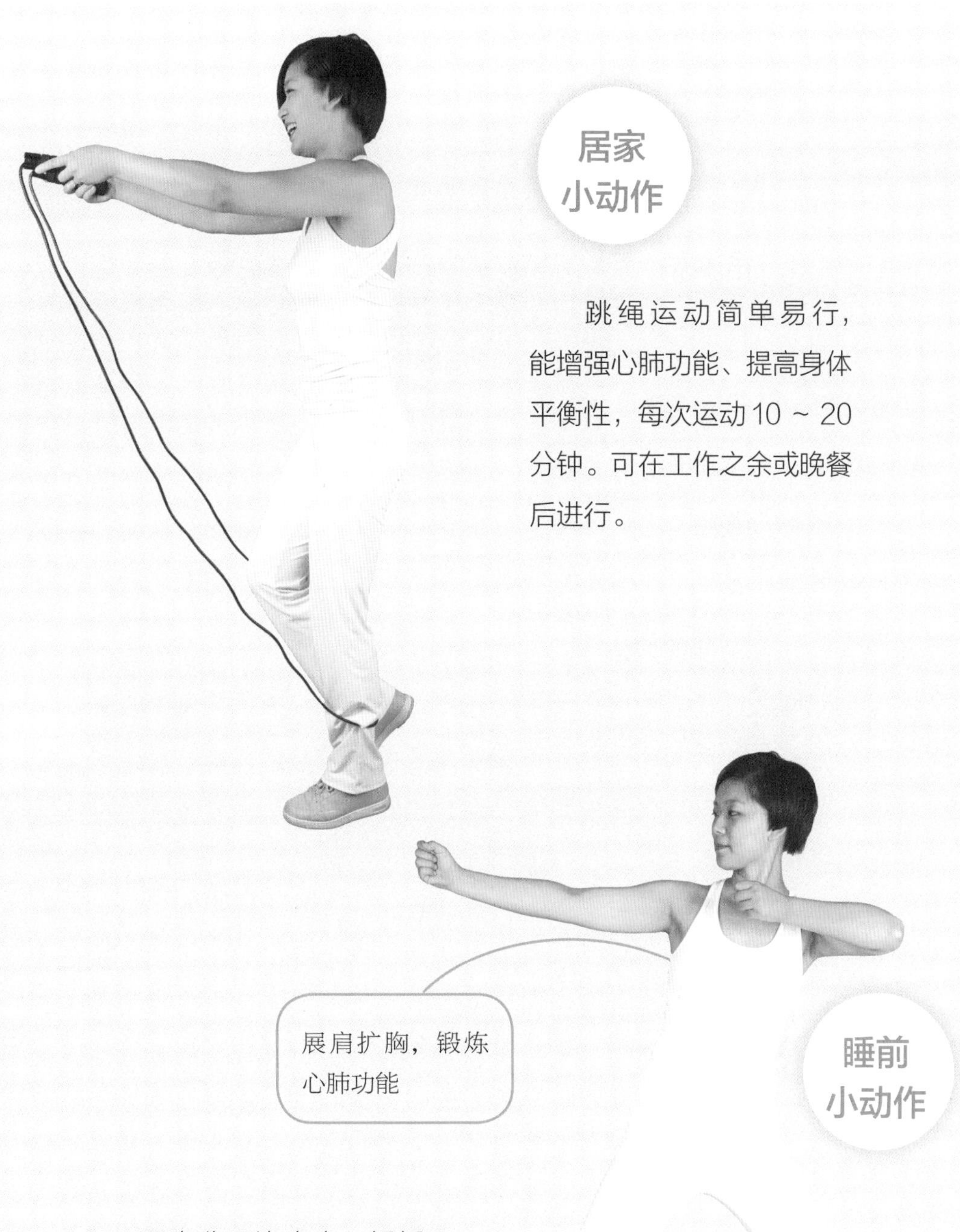

跳绳运动简单易行，能增强心肺功能、提高身体平衡性，每次运动 10 ~ 20 分钟。可在工作之余或晚餐后进行。

两脚分开比肩宽，缓缓下蹲。左右手如同拉弓射箭式，做展肩扩胸动作，姿势要优美。这个动作能舒胸气、消除胸闷，增加肺活量，使精力充沛。

预防乳腺癌

乳腺癌的早期信号

医学上将微小癌(直径≤0.5厘米)和触不到肿块的乳腺癌列为早期，此类癌很少转移。经手术治疗后，10年生存率一般可达90%以上。乳腺癌早期的表现有以下几种:

肿块

多数肿块在女性的外上象限，其次在内上象限及乳头乳晕区，而下方则较少(象限见下页)。为了不错过早期诊断的机会，应当把任何一个无痛性的乳腺包块看成是乳腺癌的早期信号，立即到医院就医。

乳头溢液

非哺乳期女性，突然发现单侧乳头有乳汁样、水样、脓性液体溢出，特别是有血性液体溢出时要提高警惕。凡年龄在50岁以上的女性，发现乳头有血性分泌物者，60%以上是乳腺癌患者。

乳房腺体局限性增厚

这是个很常见但又不被重视的体征。此种情况如出现在未绝经女性，尤其随月经周期腺体有大小变化时，多属生理性。如果增厚组织长期存在，与月经周期变化无关，或日益增厚、范围增大，尤其出现在绝经后更要重视。

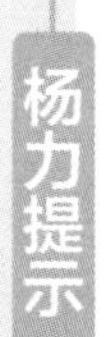

哪些人易患乳腺癌

- 有乳腺癌家族史，特别是母亲或姐妹曾患乳腺癌者。
- 月经初潮过早(13岁以前)或闭经过迟(55岁以后)的女性。
- 40岁以上未孕或第一胎足月产在35岁以后。
- 乳腺增生人群比正常人群乳腺癌发病高3.4倍。
- 曾患功能性子宫出血或子宫体腺癌者。
- 肥胖患者，尤其是绝经后显著肥胖或伴有糖尿病者。

乳房的正确自我检查手法

自己检查乳房的时间最好安排在月经结束后的 3 ~ 7 天。因为随着月经的结束，乳房的充血渐缓，此时的乳房比较柔软，如果有硬结很容易被摸到。这段时间激素对乳腺的影响较小，乳腺相对静止，若有病变容易被发现。

触摸自检方法

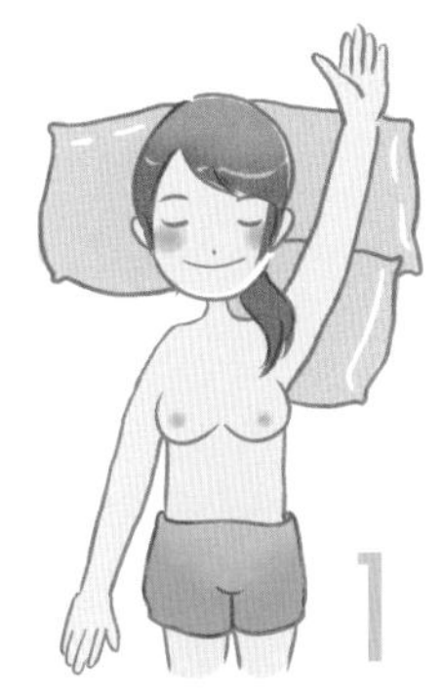

平躺在床上，裸着上身，高举左臂，肩下垫一个小枕头

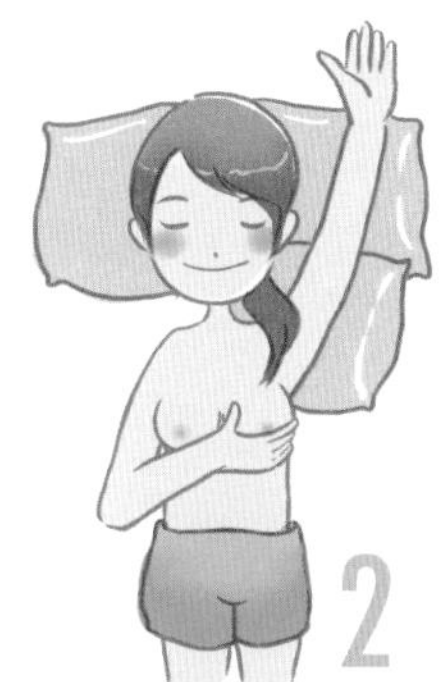

用一手食指、中指、无名指的指腹，仔细缓慢地触摸对侧乳房，检查是否有硬块、肿胀、压痛感

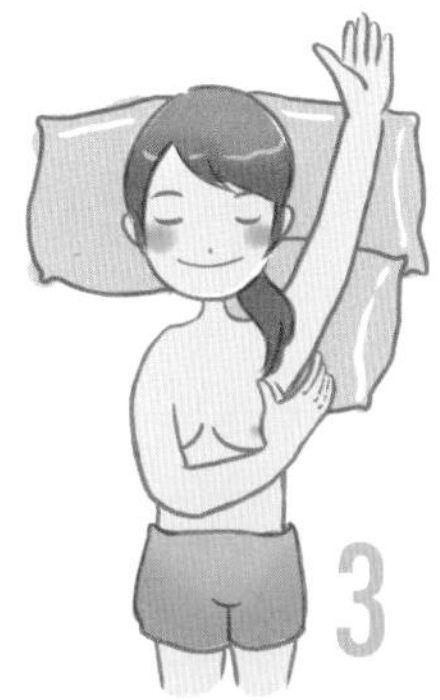

检查腋下淋巴是否有肿大

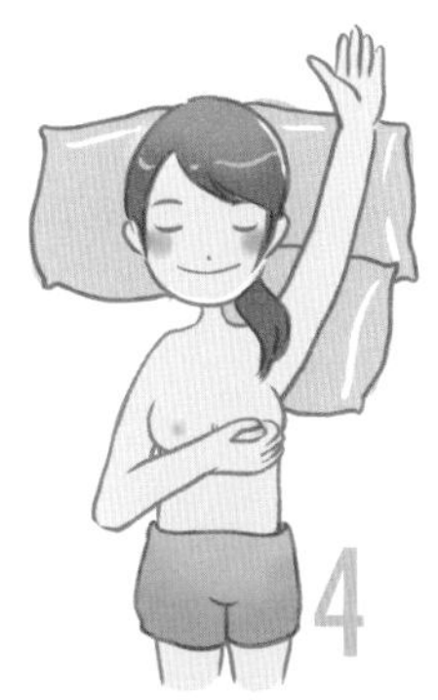

用拇指和食指轻捏乳头，看看是否有液体排出

重点检查外上象限

把双乳看做一个整体，可以分为四个区域：内上象限、内下象限、外上象限、外下象限。以左侧乳房为例，在进行乳房自检的时候，重点检查外上象限范围，可延伸到腋前，这个区域是恶性肿瘤多发区。

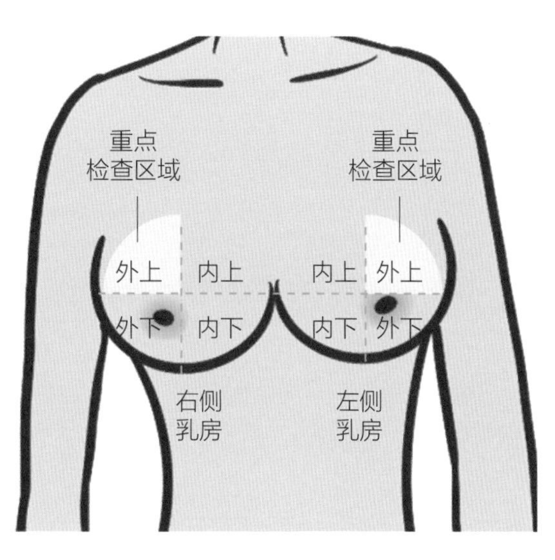

有抑郁倾向者更需防乳腺癌

精神抑郁、经常生气造成的心情沉闷，是造成女性患乳腺癌的精神因素。事实上，根据世界卫生组织公布的相关数据，乳腺癌患者的抑郁倾向尤为明显。中医认为，乳腺疾病与肝、胃二经关系密切，忧思伤脾、郁怒伤肝，造成肝脾两伤，经络阻塞，进而引发乳腺癌。所以，保持良好的心态是预防癌症的良药。

缓解抑郁的手段

大声喊叫： 不要勉强压抑自己的感情，可通过大喊大叫来发泄不良情绪，当然要选择一个没有人的地方。也可通过号啕大哭，将消极情绪疏泄出来。

倾诉： 当感到情绪低落时，可采取倾诉的方式来排解。有时候可能需要专业人员——专职心理咨询师的支持，以帮助纾解不良情绪。

爱抚宠物： 宠物身上有一种独特的魅力，它可以使人在面对它的时候忘却一切烦恼。

点点身上的“开心穴”

人体有很多排解焦虑等不良情绪的“阀门”。如果出现焦虑、郁闷、烦躁情绪时，不妨按按这些“开心穴”。

捋捋膻中穴：《黄帝内经》上说“膻中者，为气之海”“臣使之官，喜乐出焉”，即膻中穴是容纳一身之气的大海。它是主喜乐、主高兴的穴位，所以按摩此穴，可以打开“气闸”，让全身之气通行无阻。按摩时用手指稍用力揉压穴位，每次揉压约 5 秒，休息 3 秒。生气时可往下捋 100 下左右，以达到顺气的作用。

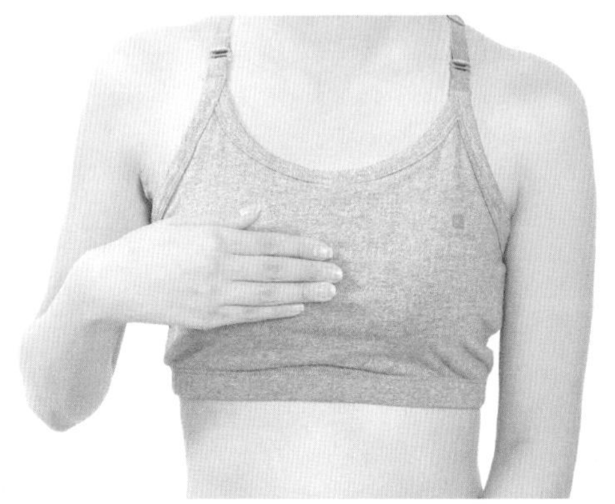

捋膻中穴

阻挡乳腺癌的明星食物

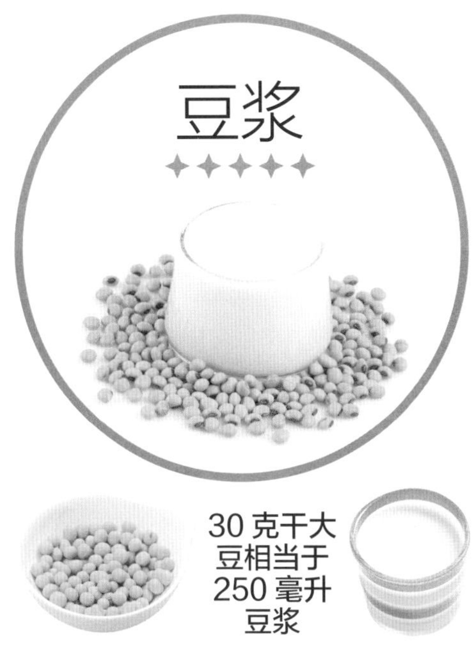

大豆类食品不仅可以降低女性患乳腺癌的风险，而且能显著降低乳腺癌患者复发和死亡的风险，每天摄入 11 克大豆蛋白（约 30 克干大豆）的乳腺癌患者死亡率和复发率低。因为豆浆中含有大豆异黄酮，它对所有和雌激素有关的癌症都有预防作用，比如乳腺癌、子宫内膜癌、宫颈癌等。

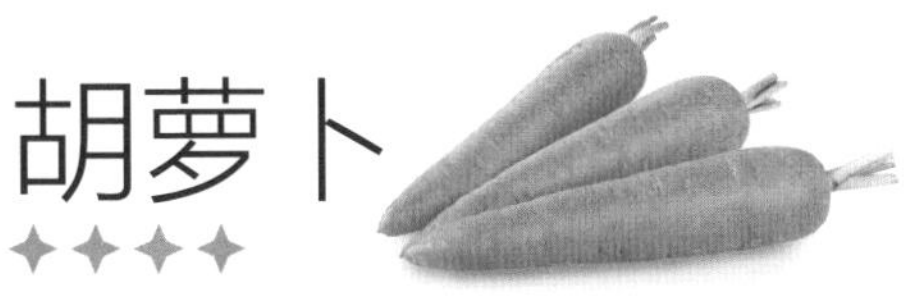

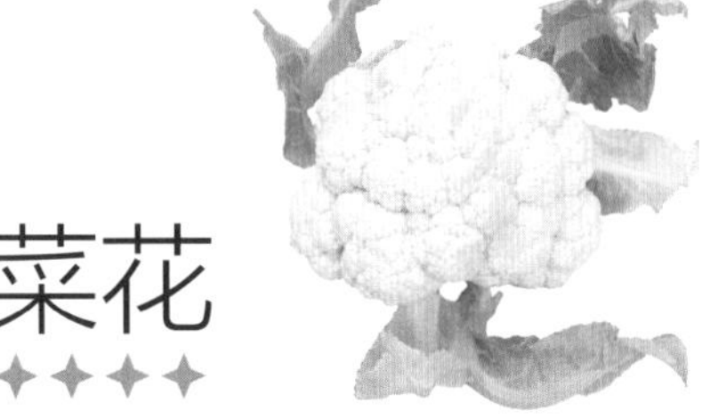

菜花

菜花等十字花科蔬菜中含有多种抗癌活性物质——异硫氰酸酯等。据研究，生食十字花科蔬菜比加热食用能获得更多的异硫氰酸酯；较长时间（30 分钟）水煮可造成异硫氰酸酯的大量减少，而蒸（20 分钟）、微波（3 分钟）、炒（5 分钟）有利于保留更多异硫氰酸酯。

胡萝卜

最新研究发现，胡萝卜中含有丰富的胡萝卜素，可以降低乳腺癌复发的危险。

预防乳腺癌 3 分钟小动作

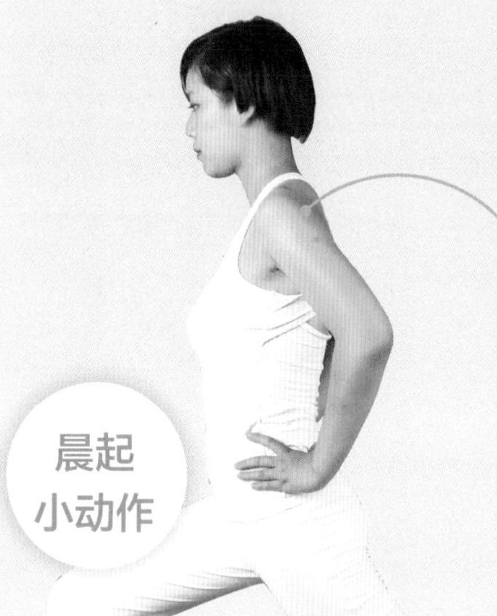

伸伸懒腰，加快血液循环，疏肝理气，令人神清气爽

晨起小动作

两腿开立，与肩同宽，双手叉腰，充分稳健地做腰部前屈和后伸各 5 ~ 10 次。

办公室小动作

一腿放在椅子上，一腿保持直立，用双手敲打、按摩放在椅子上的大腿内侧，然后换腿进行，双腿各敲打 5 ~ 10 分钟。可促进肝脾二经的气血循环。

居家
小动作

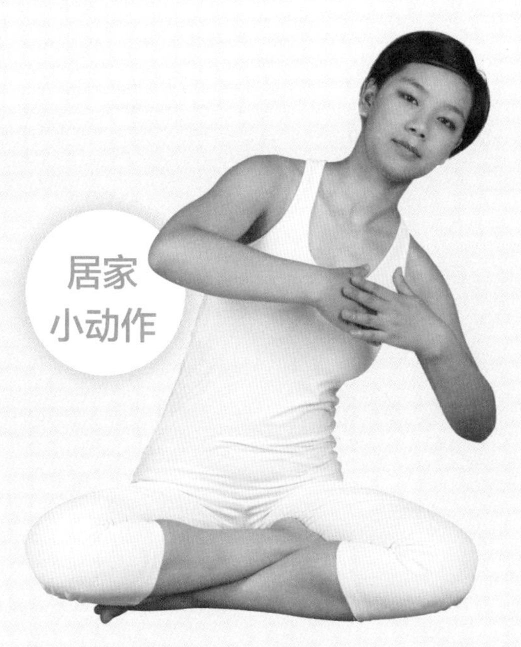

将两手交叉抱在胸前，先将左手放在外侧，身体慢慢左移，深呼吸，然后缓慢吐气。同样的动作，换右手在上再做一次。可疏肝健脾。

轻轻擦一擦胸腹，心情好、消化好，睡眠也会香
睡前
小动作

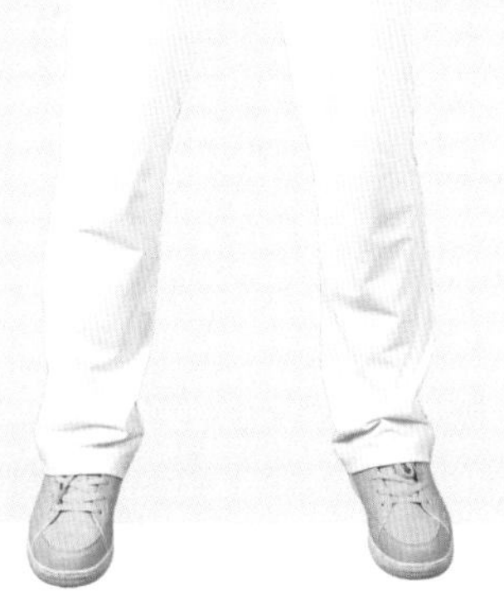

双掌五指分开，相对放在前胸乳下方。稍用力沿胁肋分向两边推擦，上下往返从胸到脐至小腹。

预防胃癌

胃癌的早期信号

胃癌早期患者手术后 5 年生存率可以达到 90% ~ 95%，由此可见，早发现、早治疗，胃癌其实没那么可怕。关键是要认清它的早期信号。

上腹部疼痛

胃癌早期疼痛无定时，或表现为持续隐痛，而不像胃溃疡或十二指肠溃疡那样有较明显的饭后痛或饭前痛的特点。若患者原来就有胃病，但疼痛的规律突然改变，或间隔时间越来越短，且原来有效的药物突然变得无效或效果明显降低，则应警惕。

食欲减退

胃癌早期往往是突然性的食欲不振、厌油腻，这要与肝炎相区别。肝炎常有转氨酶升高以及发热乏力、尿黄呈浓茶色、黄疸等全身症状。

恶心、嗳气、反酸及呕吐

胃癌病灶位于胃出口处的幽门部时，恶心最明显。若胃出口被完全堵塞，就会嗳出一种酸臭或蛋臭的气味，或出现呕吐，呕吐物多为宿食和胃液。

消化道出血（呕血、便血）

常见的有呕血、黑便及大便潜血阳性。“潜血”，即大便外观虽正常，但化验可发现其中有血细胞。便血会使大便变黑或如柏油样。胃癌的潜血和黑便表现为持续性、顽固性，而胃、十二指肠溃疡引起的出血多表现为间歇性。

急剧消瘦、乏力

胃癌会引起消化吸收不良，从而患者短期内消瘦明显，做事有气无力。

从胃炎到胃癌有多远

从胃炎到胃癌，中间经历的过程大致如下：胃黏膜发生了炎症（如胃部出现了非萎缩性胃炎、萎缩性胃炎等疾病）——异常改变（如肠化生、异型增生）——出现单个癌细胞——变成胃癌病灶。虽然胃炎发展为胃癌的过程仅仅需要五步，但胃炎到胃癌的过程是非常漫长的，临床证明，患胃炎的人患胃癌的数量较少。

第一步：非萎缩性胃炎

非萎缩性胃炎是胃癌发生的第一步，又叫浅表性胃炎，这种胃炎并不严重，胃黏膜正常，并没有出现萎缩。因此，即使被诊断为非萎缩胃炎，也不要太过担心。但如果你有胃癌家族史，或生活在胃癌高发区，就要及时治疗。

第二步：萎缩性胃炎

这种胃病可以称之为“癌前病变”，如果诊断出这种胃病，必须马上检测是否有幽门螺杆菌感染。若出现感染，必须马上清除，还要定期复查。

第三步：肠上皮化生

肠上皮化生分为不完全型和完全型两种，不完全型化生跟胃癌关系更密切。因此，当出现这种情况时，应定期做胃镜监测病情。

第四步：异型增生

它分为低级别异型增生和高级别异型增生，其中高级别增生发展为胃癌的概率为 60% ~ 85%。因此，如果是低级别，只需定期监测病情既可；高级别就需要在胃镜下进行治疗。

最后一步：胃癌

如果以上四步都没控制好，最终就会走向胃癌。但是这一结果不是必然的，而且相当漫长，所以只要注意饮食、改变不良生活习惯、定期体检，就能防能控。

正视幽门螺杆菌感染

现在得胃病后去医院，很多医生都会先让患者做个 C-13 呼气试验，检测是否有幽门螺杆菌感染。

幽门螺杆菌感染与胃癌相关

胃癌的发生与幽门螺杆菌感染密切相关，由于我国特定的饮食习惯，很少分餐，幽门螺杆菌的感染率高达 60%。

人的胃壁有一系列完善的自我保护机制，其他微生物很难在胃部这种强酸环境里生存，但幽门螺杆菌能从口进入胃内，并在胃黏膜定居，逐渐引发慢性浅表性胃炎，继而发展成胃溃疡、胃癌等。有研究认为，幽门螺杆菌感染使胃癌的发生风险增加了 2.7 ～ 12 倍。

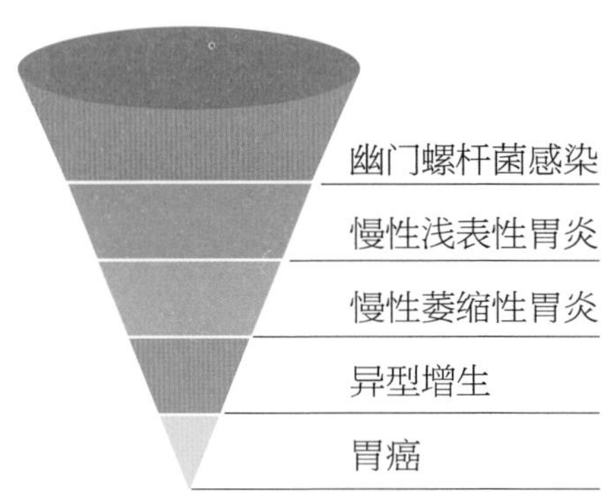

幽门螺杆菌感染与胃癌的发病关系漏斗模型图

幽门螺杆菌怎么检查

幽门螺杆菌检查的手段主要有 4 种：胃镜、呼气试验、大便抗原检查、抽血化验。抽血化验和呼气试验是最常用的。呼气试验准确率高，操作简单、无创，属于检测幽门螺杆菌的“金标准”。

如果仅仅只是查幽门螺杆菌，推荐首选呼气试验。如果患者处于溃疡急性期，胃部疼痛严重，或者出现大便发黑的情况，则要考虑做胃镜，同时检测幽门螺杆菌。选用不同的检查方式，数据也是不一样的。呼气试验正常值为：计数 / 分钟 < 100；抽血化验正常值为 0 ～ 15AU/ml。

阻挡胃癌的明星食物

猴头菇

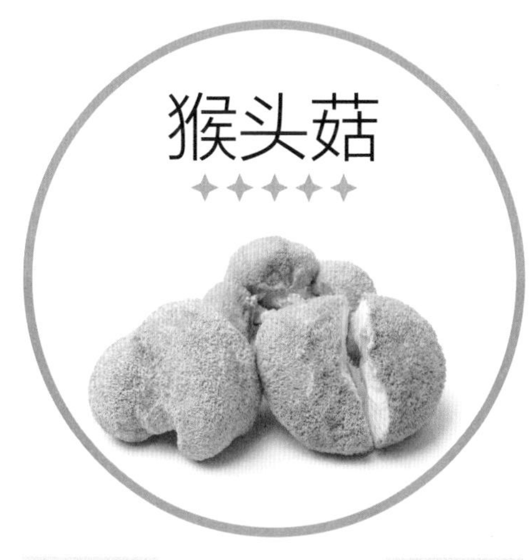

猴头菇做得软烂如豆腐，抗癌效果最好

猴头菇含有的多糖具有抗癌活性，能抑制癌细胞的繁殖和生长，还可调节身体免疫力，更好地抗击癌症。猴头菇含有的不饱和脂肪酸有促进血液循环、调节免疫力的功能，帮助防治消化道癌症。

猴头菇用煮、炖、炒等方法食用，抗癌效果较好。干猴头菇适宜用水泡发，而不宜用醋泡发。

大蒜

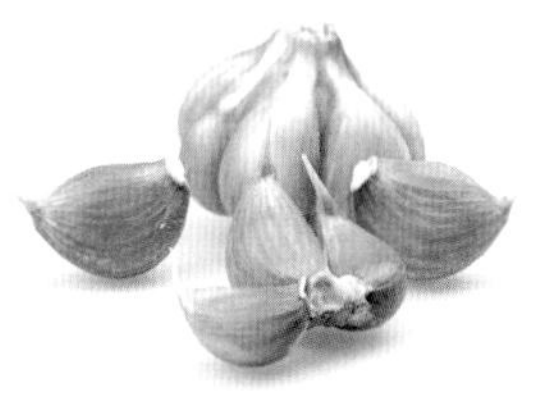

大蒜素可以抑制诱发胃癌的幽门螺杆菌感染，同时它还可刺激体内产生抗癌物质阻断或减少致癌物的合成。切大蒜后别急着下锅，拍碎的大蒜放置 15 分钟后再下锅，能最大限度发挥大蒜的抗癌功效。

紫甘蓝

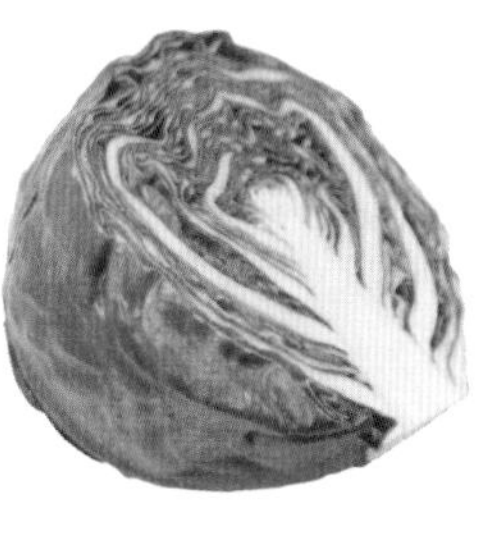

紫甘蓝中含有的硫化物能诱导铁蛋白水平升高，清除游离铁离子，控制铁离子参与氧化应激反应，起到防癌抗癌的作用。紫甘蓝还含有丰富的花青素，能清除自由基，阻止癌细胞的扩散，进而达到防癌抗癌的作用。

预防胃癌 3 分钟小动作

两手托天，调理三焦，健脾胃，强身体

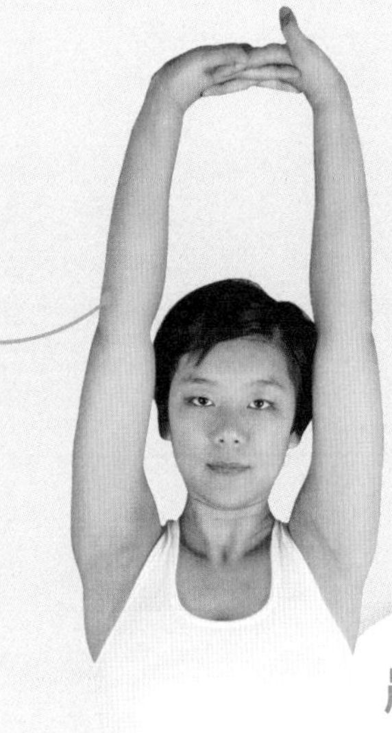

晨起小动作

两手交叉上托，提伸腰背，提拉胸腹。促进全身血液流通，使周身都得到元气和津液的滋养。

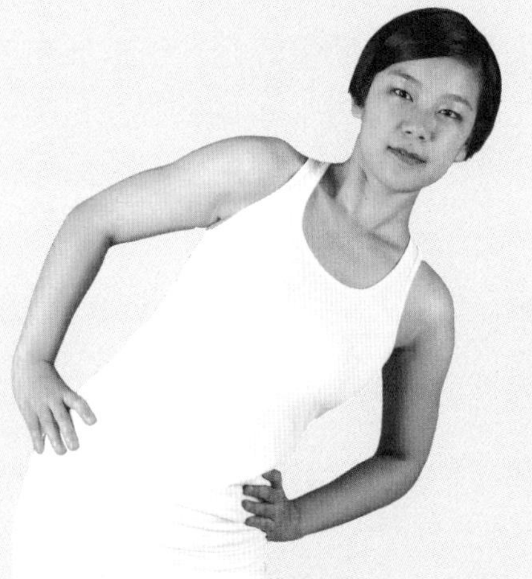

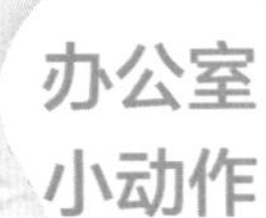

办公室小动作

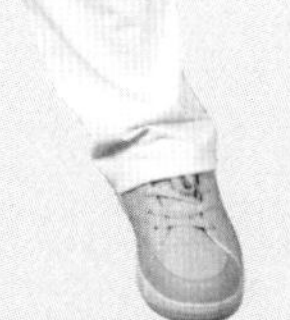

站立，两腿分开与肩同宽，放松上身。将腰部最大限度地转向一侧，然后转回来，再转向另一侧，如此反复。可促进肠胃蠕动，强健肠胃功能。

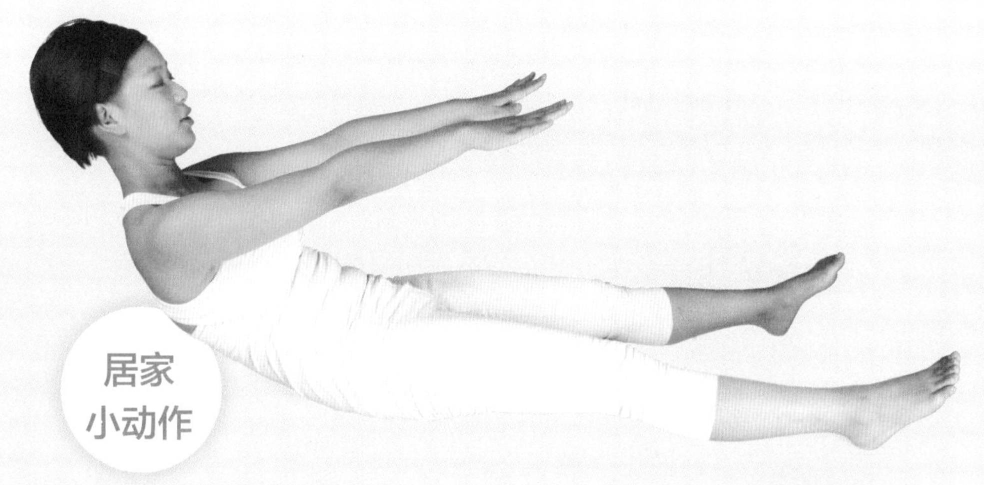

仰躺，打开双手和双腿，呈“大”字形，再缓缓抬起上半身，该运动做 10 次。有健脾益胃的功效，能促进肠胃消化功能。

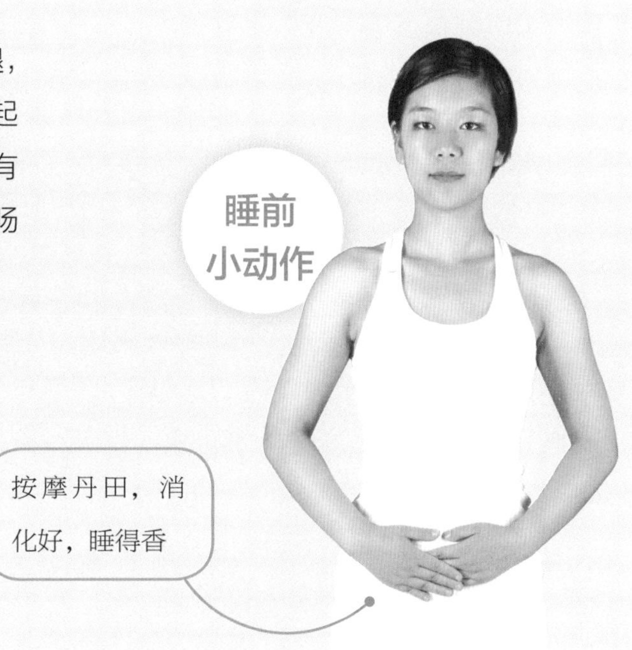

早晚在丹田这个部位按压100 ~ 200 次，然后用手掌做顺时针方向摩腹。

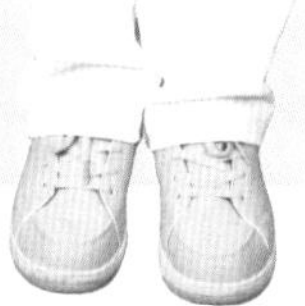

预防淋巴癌

淋巴癌的早期信号

淋巴癌是恶性肿瘤之一，早期因为咽喉炎、淋巴结发炎、淋巴结核等疾病都可能引起淋巴结肿大，因此很容易被误诊，所以早发现淋巴癌的信号非常重要。

淋巴结肿大

一般淋巴肿瘤起初大小如同黄豆或枣核，中等硬度，坚韧、均匀而饱满，按压无疼痛感，随着病情的发展而增大，淋巴结丰富的部位如颌下、腋窝等处也陆续出现包块。如果发现淋巴结出现无痛性、进行性肿大，且排除牙痛、过敏性鼻炎等显而易见诱发淋巴结肿痛的原因，应及时就医。

发热

患者体温升高，长期徘徊在38 ~ 39℃，其升高状态多不规则，有持续高热，也有间歇低热，少数有周期热，热退时往往是大汗淋漓。

消瘦

多数患者有体重减轻的表现，体重在短时间内迅速下降，减重有的会在原体重的10%以上。

皮肤瘙痒

肿大的淋巴结部位的皮肤可能出现顽固性瘙痒，如果病灶藏匿于胸、腹腔中，还可引发全身瘙痒。

盗汗

夜间或入睡后出汗。

酒精性疼痛

部分淋巴癌患者饮酒后20分钟左右病变部位可出现疼痛感。

乏力

原因不明的持续性疲劳。

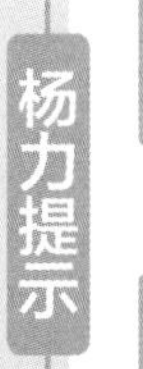

哪些人易患淋巴癌

- 经常处于电子辐射或射线环境者。
- 从事橡胶及木工等职业的人。
- 经常使用劣质染发剂的人。
- 长期接触有机溶剂的工作人员。

阻挡淋巴癌的明星食物

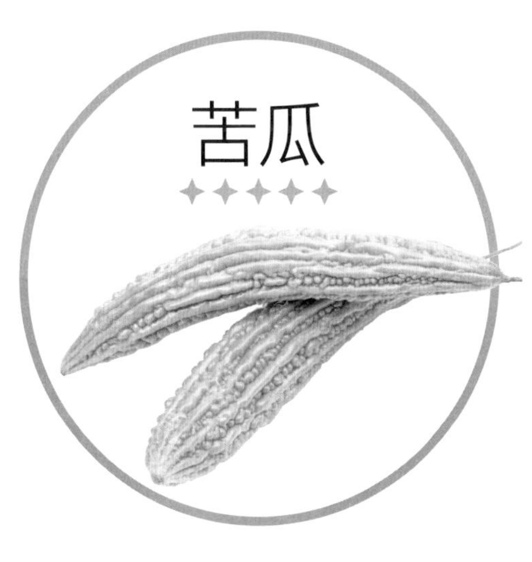

苦瓜

★★★★★

苦瓜中含有的苦味素能激活体内免疫系统的防御功能，增强免疫细胞活性，抑制癌细胞的增殖，促进突变细胞的复原，具有一定的抗癌作用。

苦瓜性寒，一次不要吃过多，且最好不要空腹食用，否则容易损伤脾胃。脾胃虚寒者不宜生食，以免导致腹泻、腹痛。

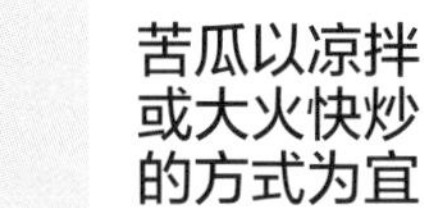

苦瓜以凉拌或大火快炒的方式为宜

芦荟

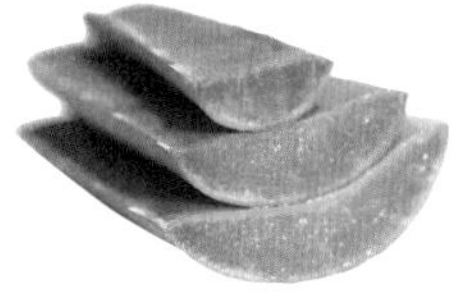

★★★★

芦荟中的芦荟素和芦荟多糖具较强的生理活性，能调节人体的细胞免疫功能。芦荟以煎汁或研末服用为主，煎服用量为 9 克，研末为 2 ~ 5 克。注意成人每天食用芦荟量不宜超过 15 克，否则会引起腹泻或腹痛。

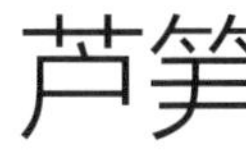

芦笋

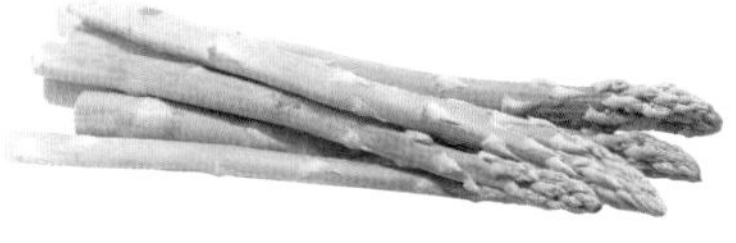

★★★★

芦笋中含有的硒、芦丁能阻止癌细胞分裂与生长。芦笋适合鲜食，食用时应多保存尖端，以便营养保留更完整，更有利于抗癌。

预防淋巴癌 3 分钟小动作

抖浊去瘀、强健筋骨、益寿延年、抗衰老

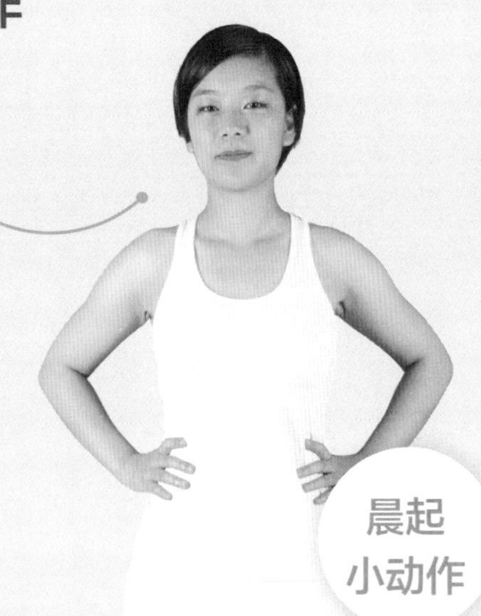

晨起小动作

全身放松，以腰为中心发力带动身体，整体从上到下抖动。抖动时要全身放松，抖动方式要有规律，由慢而快、由快而慢。这样才能达到养生防癌效果。

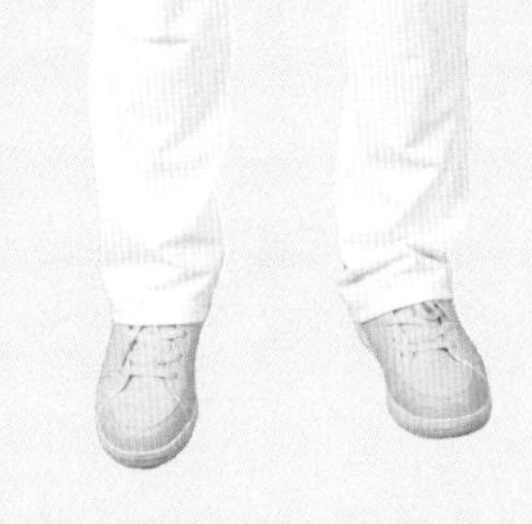

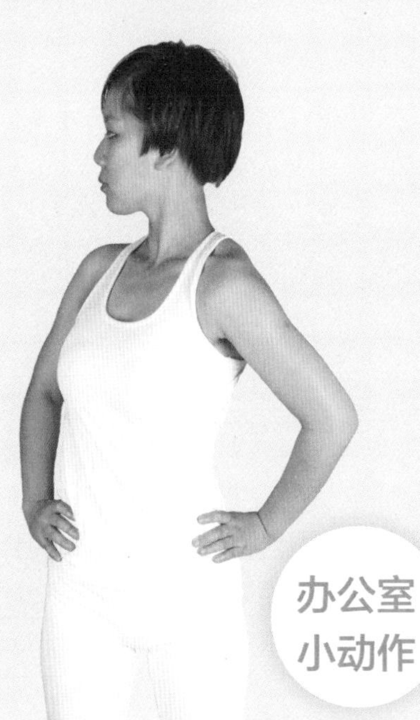

办公室小动作

两脚平行开立，与肩同宽。双手叉腰。头颈带动脊椎缓缓向左拧转，眼看后方，同时配合吸气。然后头颈带动脊椎缓缓向右转，同时配合呼气，全身放松。可疏通经络，刺激胸腺，增强免疫力。

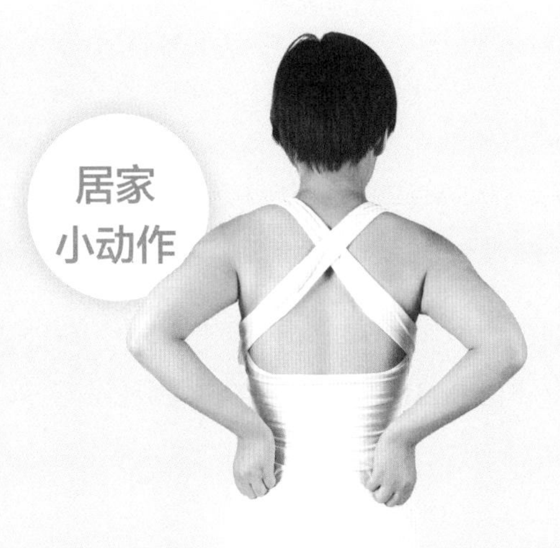

双手握空拳，以拳背轻捶腰部。双手左右移动，交互捶击命门。捶击力度要先轻后重。

此动作有补肾壮阳、提高免疫力的功效。

睡前
小动作

震荡气血、
调理全身

双手于体后缓缓提起，掌心置于腰部肾腧穴。脚跟随之提起，全身放松并轻轻抖动，然后脚跟着地。在第 7 次抖动时，全身放松，重心下落，脚跟轻微着地，双手下落。

预防肝癌

肝癌的早期信号

肝病起病十分隐匿，且症状与很多消化系统疾病相似，患者起初可能毫无感觉，但发展迅速，几个月内就可能进入危险期，所以更需要及早发现肝癌的蛛丝马迹。

长期无故腹泻

肝癌患者确诊前 3 个月内发生腹泻的约占 50%，不同的人表现也不尽相同，有的人次数较多，有的人则是每日 3 ~ 4 次，持续 1 ~ 2 周。腹泻间歇性发作，大便呈水样或稀便，无里急后重，无明显腹痛，使用抗生素或止泻药无明显效果，出现这种情况应及时就诊。

不明原因的疲惫

与其他因素导致的劳累不同，肝癌引起的疲倦乏力，是即使躺下来长时间休息也无法消除的。

莫名消瘦

如果在没有刻意减肥或其他消耗性疾病的情况下，一个月内体重下降 10 千克或体重的 10%，就要怀疑可能是癌细胞在捣乱。

消化道症状

很多肝癌患者在患病初期会出现消化道疾病症状，被误诊为“胃病”而贻误诊疗。食欲下降、饭后上腹饱胀、嗳气、消化不良、恶心等是肝癌常见的消化道症状，其中以食欲减退和腹胀最为常见。

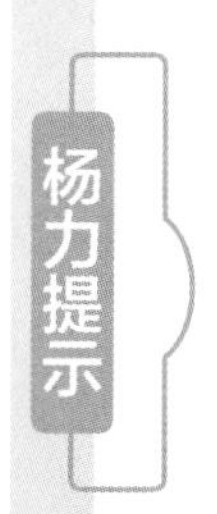

哪些人易患肝癌

- 肝病患者：乙肝或丙肝感染人群，尤其是肝炎后发生肝硬化的人群。
- 糖尿病患者，多发在 50 岁左右的人群。

阻挡肝癌的明星食物

茄子

✦✦✦✦✦

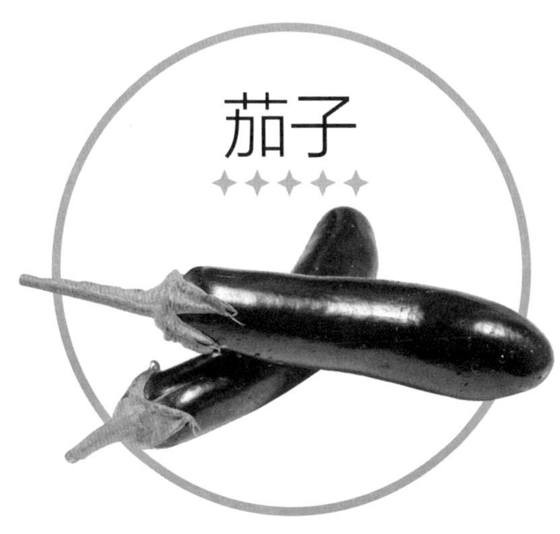

茄子油炒后维生素的吸收效果更好

茄子所含的花色苷为一种色素成分，是黄酮类的一种，具有抗氧化、抗癌作用。茄子中的龙葵碱能抑制癌细胞的增殖。现代药理研究发现，含有龙葵碱的复方制剂对癌细胞的增殖有明显的抑制作用。

用炒的烹饪方法，能有效吸收其中的维生素，防癌效果更好。茄蒂抑制癌细胞繁殖的功效较好，用作抗癌食疗时，应充分利用茄蒂和茄皮。茄子性寒，脾胃虚寒、哮喘者不宜多吃。

猕猴桃

✦✦✦✦

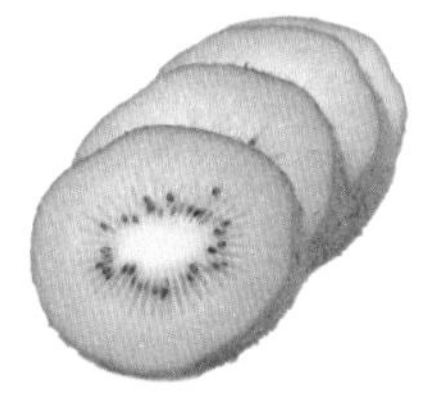

猕猴桃中含有维生素C、多肽等活性物质，可阻断亚硝胺合成，增强机体对癌细胞的抵抗力。猕猴桃可打成汁，加蜂蜜调匀，加适量水早晚服用，对肝癌有辅助治疗作用。猕猴桃性寒凉，多食会导致脾胃虚寒、泄泻，所以不宜食用过多。

冬瓜

✦✦✦✦

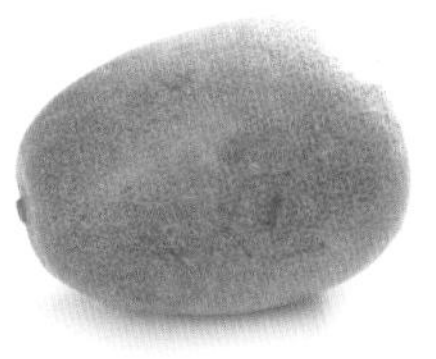

冬瓜富含膳食纤维和多种矿物质，且钾含量高、钠含量低，对于防治肝癌腹水有良效。

预防肝癌 3 分钟小动作

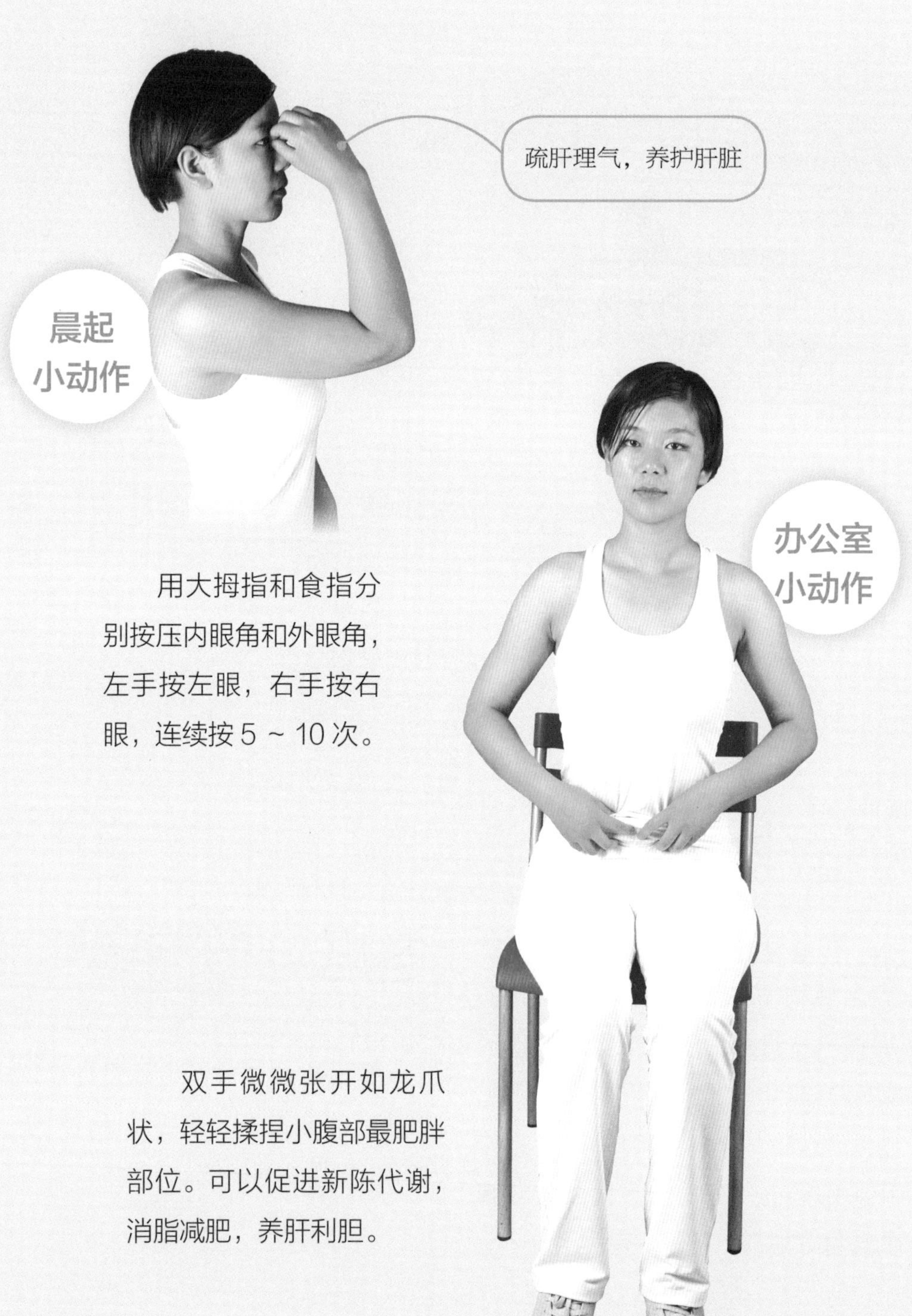

用大拇指和食指分别按压内眼角和外眼角，左手按左眼，右手按右眼，连续按 5 ~ 10 次。

双手微微张开如龙爪状，轻轻揉捏小腹部最肥胖部位。可以促进新陈代谢，消脂减肥，养肝利胆。

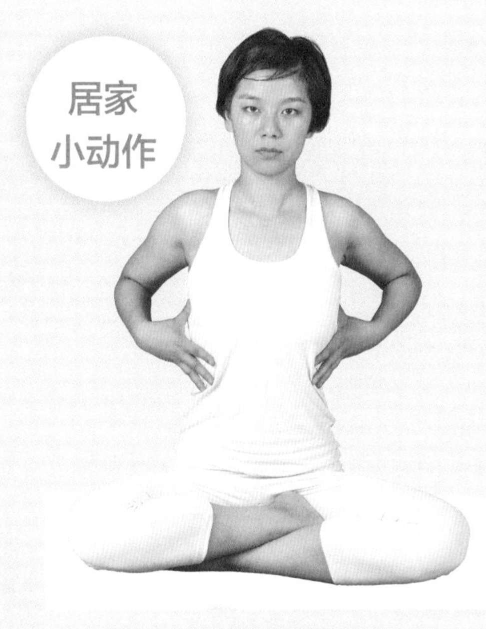

坐或仰卧，两手除拇指外其余四指并拢，中指相对于剑突下，全掌紧按皮肤，然后自内向外，沿肋弓向胁肋处分推，并逐渐向小腹移动，共操作10次。可调理周身气血，给肝脏减负。

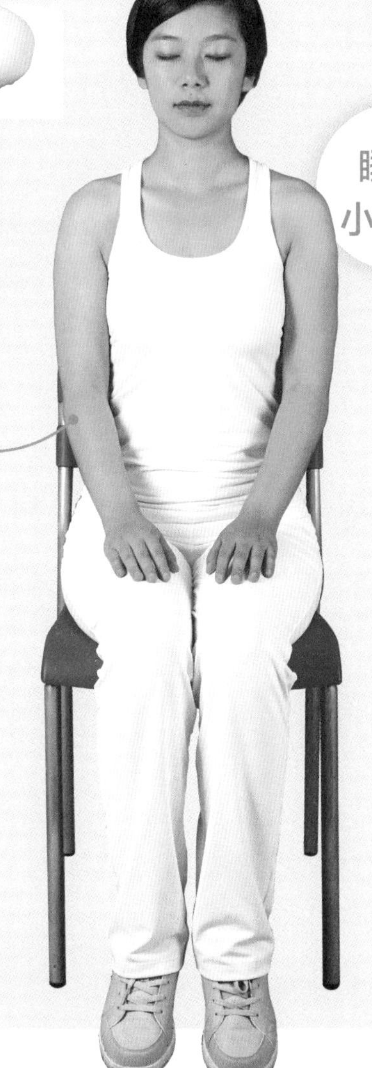

睡前静坐休息，闭目养神10～30分钟，可疏肝理气，帮助消减怒气，给肝脏减负。

预防宫颈癌

宫颈癌的早期信号

宫颈癌具有病因明确、可以早期预防和治疗、可治愈的特点。也就是说，只要早诊早治，宫颈癌完全可以预防、治愈。

阴道分泌物增多

临床上 75% ~ 85% 的宫颈癌患者有不同程度的阴道分泌物增多。大多表现为白带增多，后来多伴有气味和颜色变化。白带增多是由于癌瘤刺激，起初色味正常，后来由于癌肿组织坏死伴感染，则会从阴道流出带恶臭味的脓性、米汤样或血性白带。

接触性出血

这是宫颈癌最突出的症状，宫颈癌中有 70% ~ 80% 的患者有阴道出血现象。宫颈癌出血主要见于外生型者，又称菜花型，质脆，常发生接触性出血。临床多表现为性交后，或行妇科检查时，或用力大便时，阴道分泌物混有鲜血。若性交后出血，不要总认为是由于性交用力不当而引起的，而忽略宫颈癌存在的可能。若每次性交后都出血，更应引起重视，及时就医。

阴道不规则出血

老年妇女已绝经多年，突然无任何原因又"来潮了"，出血量常不多，而且不伴有腹痛、腰痛等症状，极易被忽视。其实，这种阴道不规则出血常是宫颈癌的早期征兆。

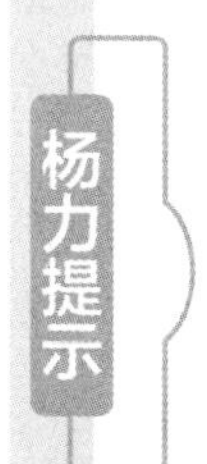

哪些人容易患宫颈癌

- 人乳头瘤病毒（HPV）患者。
- 有多个性伴侣的女性。
- 早婚、早育者。
- 宫颈不典型增生者。

阻挡宫颈癌的明星食物

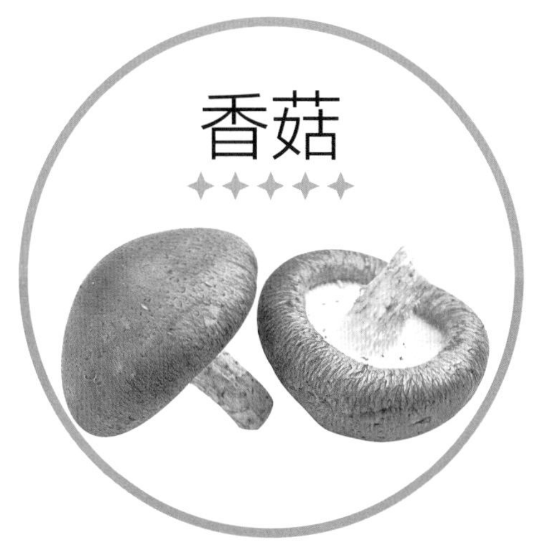

香菇

✦✦✦✦✦

香菇多糖具有抗癌作用，它进入人体后会诱导产生免疫活性因子，在这些活性因子的综合作用下，调节体内免疫功能，达到预防宫颈癌的作用。

香菇煮粥食用，对宫颈癌有辅助治疗作用

薏米

✦✦✦✦

薏米中的薏苡仁酯和多糖可调节人体免疫力，能有效抑制癌细胞的增殖，对宫颈癌有辅助治疗作用。经常喝薏米水对防癌抗癌有效。也可用薏米与大米各 50 克，一起煮粥，待米粒熟烂后加入具有清热功效的雪梨，经常食用能辅助抗癌。

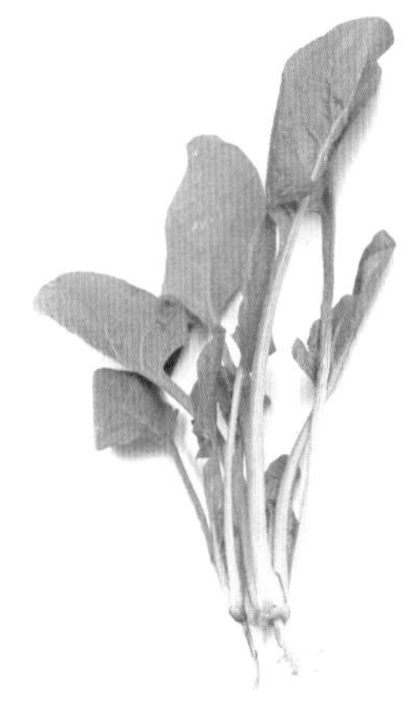

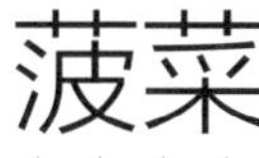

菠菜

✦✦✦✦

菠菜中的叶绿素能分解人体内的致癌物，对抑制癌症有较好作用。烹调前先将洗净的菠菜放入沸水中焯烫一下，这样可以去掉草酸和涩味。菠菜焯烫时间不宜过长，否则会导致维生素流失。

预防宫颈癌 3 分钟小动作

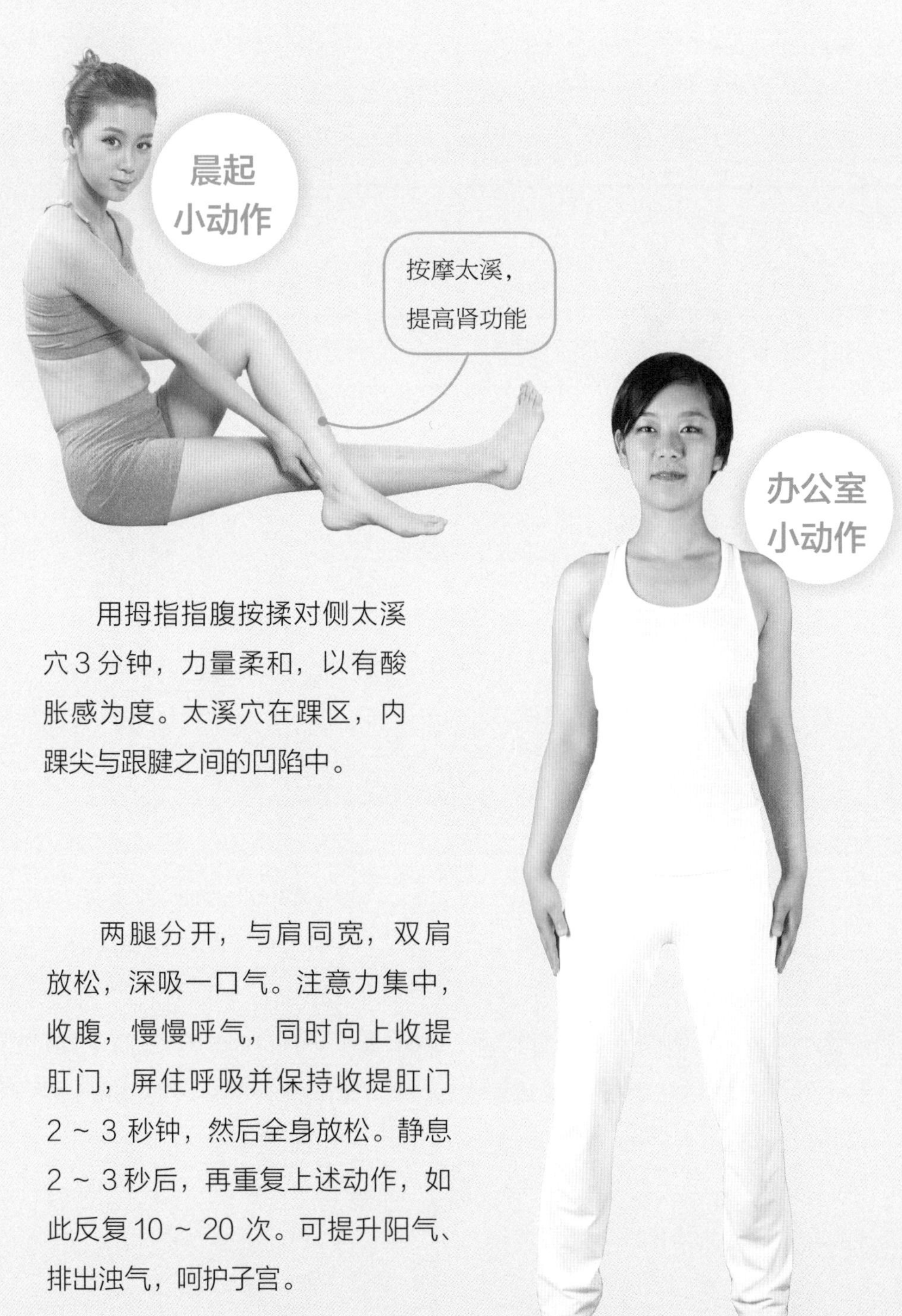

用拇指指腹按揉对侧太溪穴3分钟，力量柔和，以有酸胀感为度。太溪穴在踝区，内踝尖与跟腱之间的凹陷中。

两腿分开，与肩同宽，双肩放松，深吸一口气。注意力集中，收腹，慢慢呼气，同时向上收提肛门，屏住呼吸并保持收提肛门2～3秒钟，然后全身放松。静息2～3秒后，再重复上述动作，如此反复10～20次。可提升阳气、排出浊气，呵护子宫。

一手拇指固定，中指按在三阴交穴上，两指对合，用力按压 0.5~1 分钟。三阴交穴具有保养子宫和卵巢的作用。

居家小动作

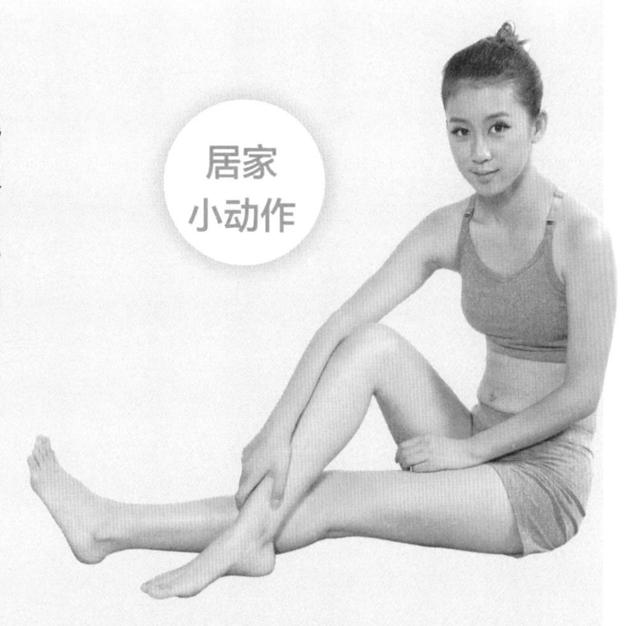

睡前小动作

取仰卧位，点燃艾条的一端，在距离气海穴 2 厘米处，像鸟雀啄食一样上下施灸。每次 10~15 分钟，5~7 天为一个疗程，间隔 2 日可行下一个疗程。

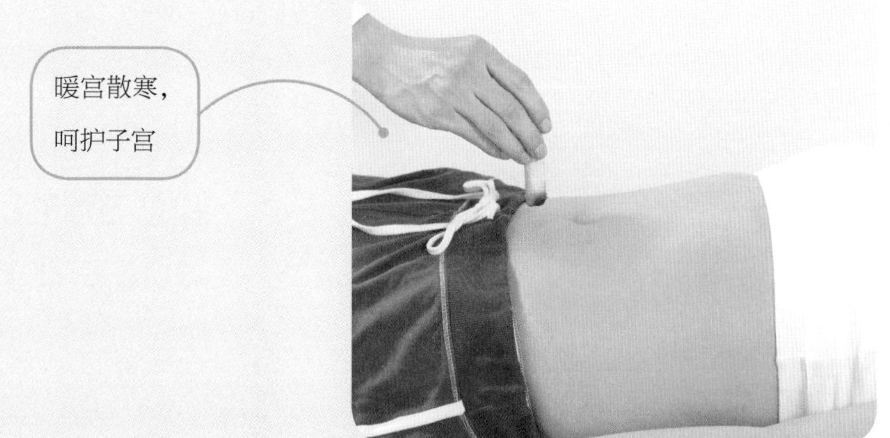

暖宫散寒，呵护子宫

预防卵巢癌

卵巢癌的早期信号

卵巢癌早期症状也不是完全无迹可寻的，一旦有以下症状必须及时就医：

月经紊乱

有一半左右的卵巢癌患者月经不正常，阴道会有不规则出血。这是由于卵巢癌肿使盆腔的血管分布改变，引起子宫内膜充血而引起。因此，如果一向准时规律的月经突然出现不明原因的提前、退后、经量特别多或少，特别是月经量变稀薄，似乎有水样液体混杂在经血中；平素白带量多，水样，带有臭味儿的患者，都要及时就医。

性激素紊乱

卵巢癌病理类型复杂多变，如果是睾丸母细胞癌，则会产生过多雄激素而出现男性化体征。

腹部肿物

多数患者在早晨醒来膀胱充盈时无意间摸到下腹部有肿物，若肿物长势迅速，应及时检查。

腰腹部疼痛

与卵巢邻近的组织如受到癌肿浸润或发生粘连，易引起腰腹部隐痛、钝痛。

尿频、尿多

卵巢肿瘤可能会压迫到膀胱，造成尿频、尿潴留。一般来说，这个症状很容易被女性朋友所忽视，很多女性会认为这是泌尿系统疾病造成的，而忽略了卵巢疾病的可能。

排便习惯的改变

长期腹泻、长期便秘都应该引起女性朋友的警惕。

杨力提示

哪些人容易患卵巢癌

- 有乳腺癌、肠癌、子宫内膜癌或卵巢癌家族史的女性。
- 患有不孕症或未育的女性。
- 使用过促排卵药物的女性。

阻挡卵巢癌的明星食物

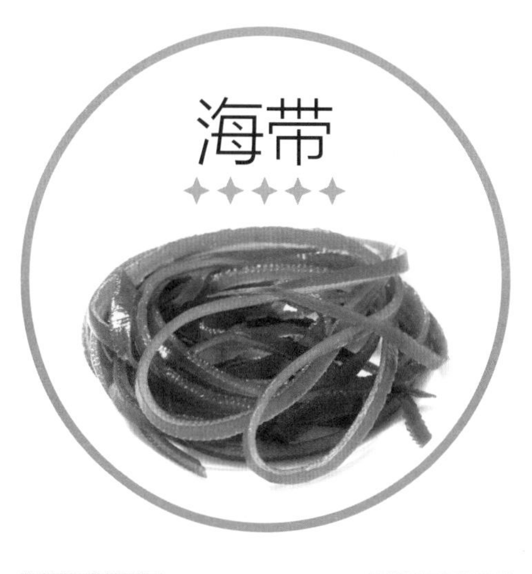

海带

海带含有的多糖能通过激活巨噬细胞，抑制癌细胞增殖而杀死癌细胞，也可通过抑制癌血管生成而抑制癌细胞生长。

海带食用前，先用清水浸泡一下，以 30 分钟为宜，根据烹调需要，切丝或切块食用，能避免营养素的流失，最大程度地发挥抗癌作用。注意，长期大量食用海带可造成摄碘过多，可能会发生“高碘性甲状腺肿”。

海带泡发以 30 分钟为宜

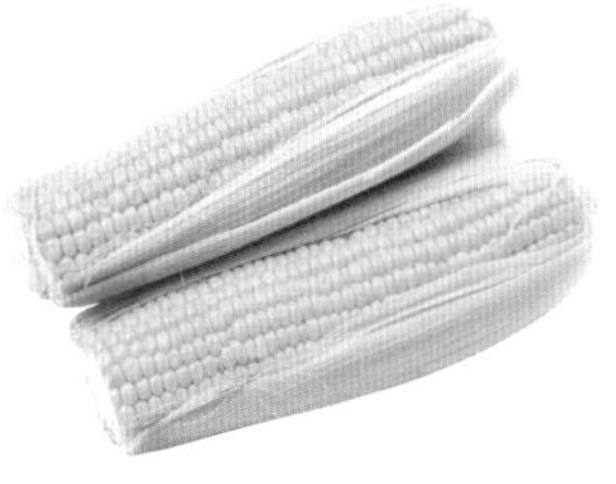

玉米

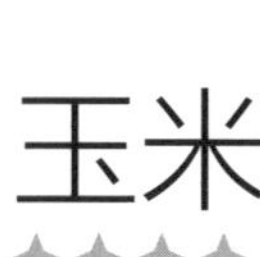

玉米中含镁丰富，能抑制癌细胞的形成，促进体内致癌因子排出体外。玉米中含有的赖氨酸和亮氨酸还能抑制和减轻抗癌药物的毒副作用。玉米打成汁喝，营养流失少，抗氧化作用强，能有效预防癌症。

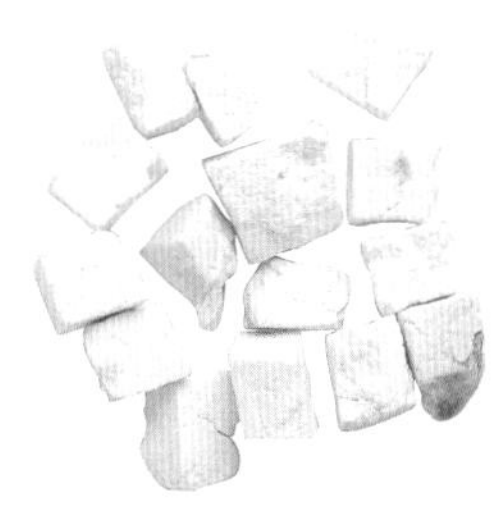

茯苓

茯苓含有的多糖能增强巨噬细胞识别功能，提高巨噬细胞的吞噬率，诱导癌细胞凋亡，达到防癌抗癌的作用。中医认为茯苓能祛湿利水，健脾和胃，提高机体抗病能力。

预防卵巢癌 3 分钟小动作

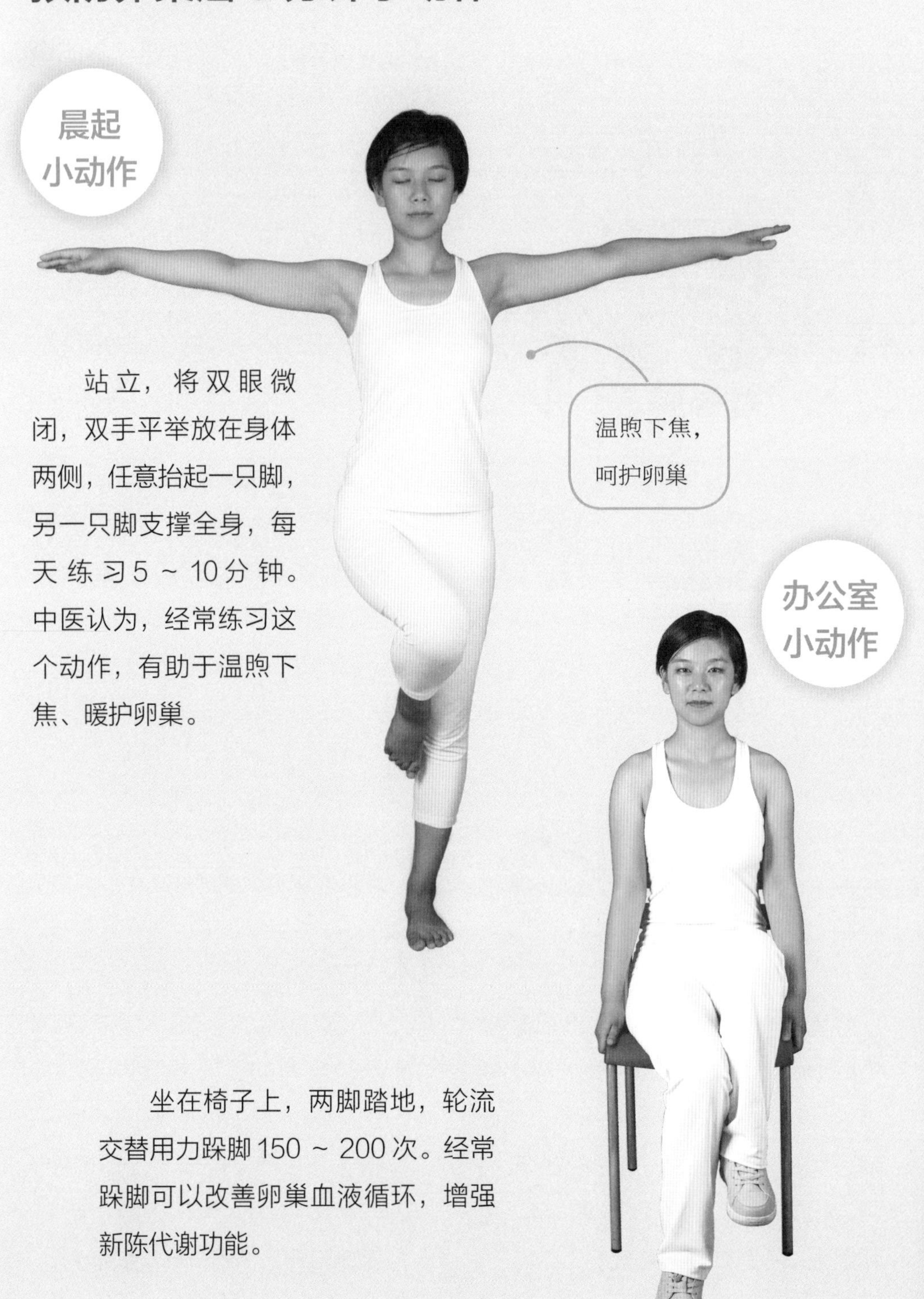

站立，将双眼微闭，双手平举放在身体两侧，任意抬起一只脚，另一只脚支撑全身，每天练习5 ~ 10分钟。中医认为，经常练习这个动作，有助于温煦下焦、暖护卵巢。

坐在椅子上，两脚踏地，轮流交替用力跺脚150 ~ 200次。经常跺脚可以改善卵巢血液循环，增强新陈代谢功能。

踩黄豆。在沙发前开辟一小块地方，将黄豆铺上，每天光脚在上面踩 15 分钟，能促进新陈代谢。

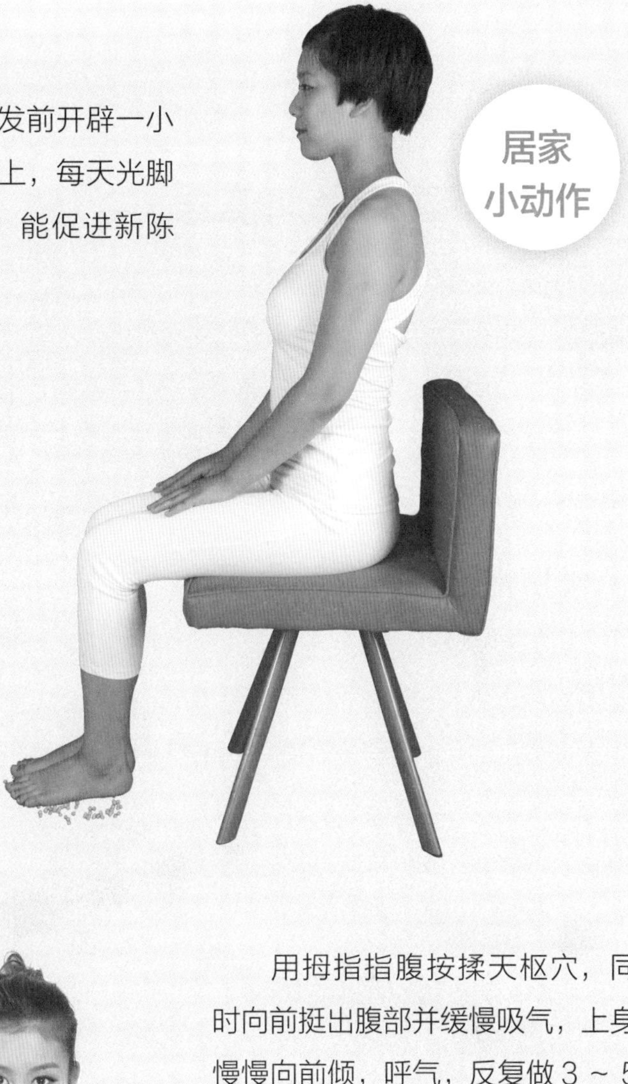

居家小动作

用拇指指腹按揉天枢穴，同时向前挺出腹部并缓慢吸气，上身慢慢向前倾，呼气，反复做 3 ~ 5 次。天枢穴位于肚脐两侧，距脐中 2 寸。此动作能增强腹部肌肉弹性，防治卵巢癌等妇科疾病。

睡前小动作

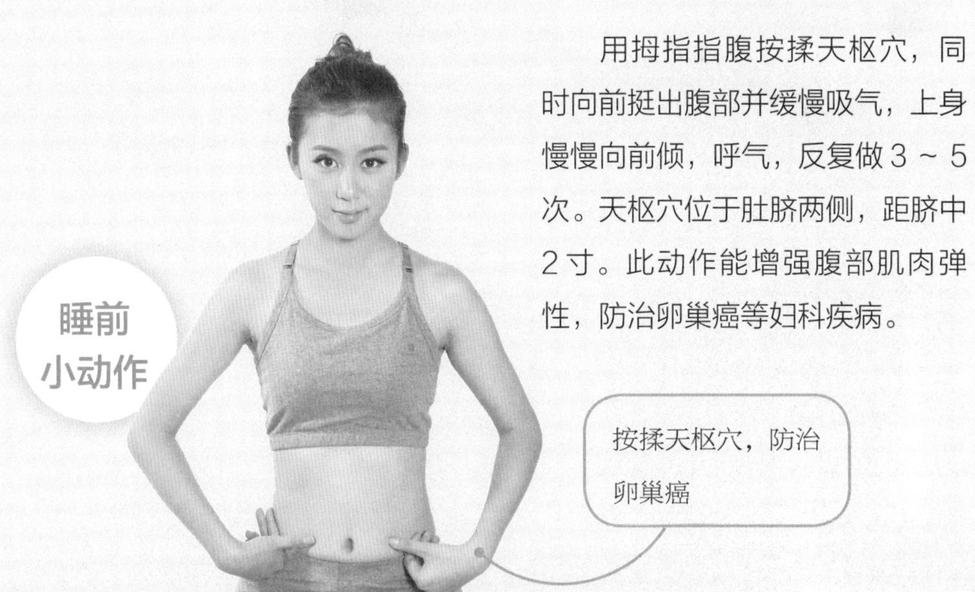

预防子宫内膜癌

子宫内膜癌的早期信号

肥胖、未孕和不孕、晚绝经、糖尿病、高血压、多囊卵巢综合征、卵巢肿瘤、使用外源性的雌激素及内源性雌激素过高、遗传性非息肉病性肠癌等都是子宫内膜癌的高危因素。各种类型的子宫出血是子宫内膜癌最突出的症状。子宫内膜癌由于生长慢、转移晚、症状显著等原因，如果能得到及时诊断与治疗，早期子宫内膜癌的预后较好，生存率高。

阴道出血

阴道异常出血及大小便出血很容易被女性忽视。阴道出血很可能是妇科常见癌症——子宫内膜癌的一大征兆，尤其是绝经期前后的女性。尚未绝经者，则表现为不规则出血或经量增多、经期延长等，合并感染时可出现恶臭、脓血样分泌物，但远不如宫颈癌显著。

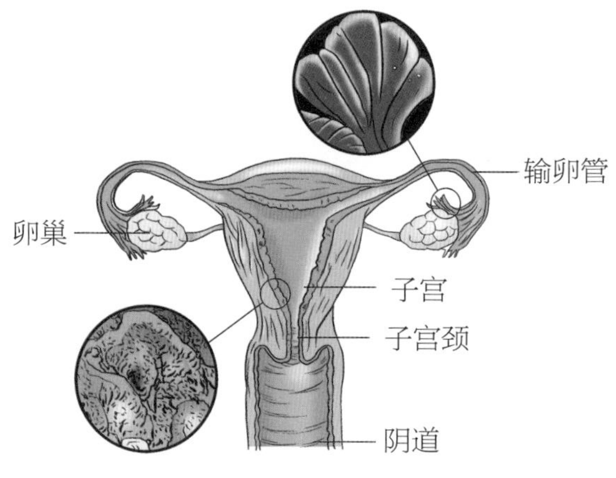

疼痛不适

少数子宫内膜癌患者会出现疼痛不适。不少患者往往认为是更年期月经紊乱没能及时就诊，从而发展为晚期。

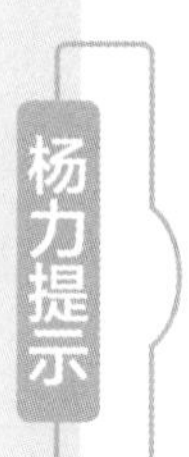

哪些人易患子宫内膜癌

- 初潮早与绝经迟者。
- 因各种原因长期服用外源性雌激素者。
- 有长期子宫出血及不育史者。
- 已诊断为子宫内膜不典型增生者。
- 有子宫内膜癌家族史者。

阻挡子宫内膜癌的明星食物

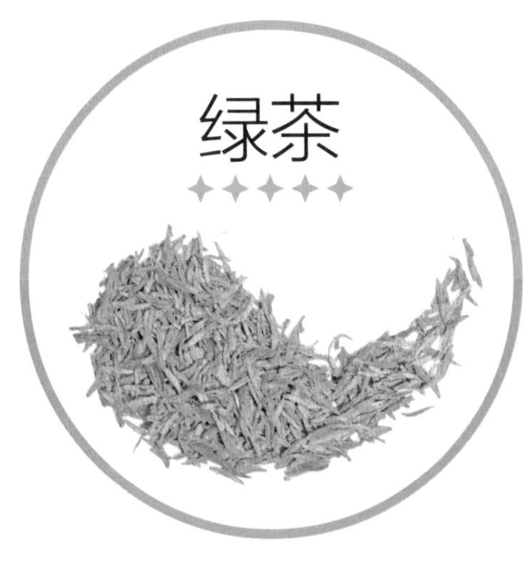

每天喝两三杯绿茶，茶水比例要控制好，一般 3 克绿茶冲泡 150 毫升水

茶叶内含有茶多酚，有抗氧化功效。茶多酚的抗癌作用，在于它能在癌细胞形成初期遏止其分裂，减慢扩散速度。国内外研究发现，经常喝茶，特别是绿茶，有助于降低患子宫内膜癌的风险。

冲泡绿茶时需注意，绿茶属于不发酵茶，一般比较细嫩，不适合用刚煮沸的水冲泡，水温以 80 ~ 85℃为宜，茶与水的比例以 1 ： 50 为佳，冲泡时间为 2 ~ 3 分钟，最好现泡现饮。如果冲泡水温过高或时间过久，多酚类物质就会被破坏，茶汤不但会变黄，其中的芳香物质也会挥发散失。

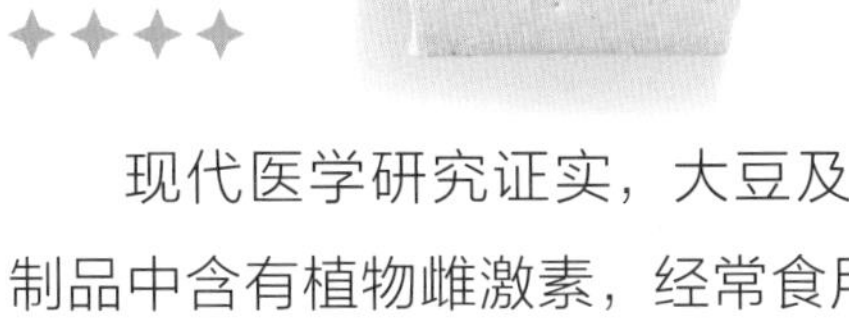

现代医学研究证实，大豆及豆制品中含有植物雌激素，经常食用，患子宫内膜癌的风险会大大减少。

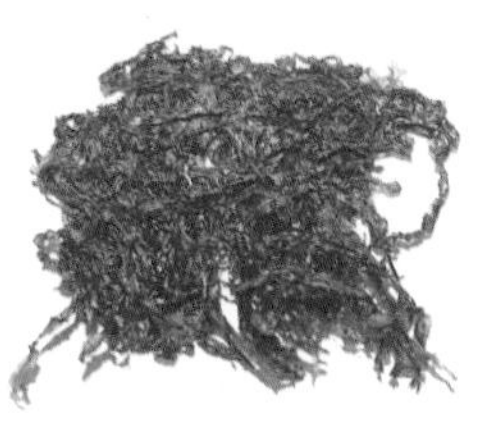

紫菜
★★★★

缺碘可诱发甲状腺癌、乳腺癌、子宫内膜癌。而紫菜富含碘，被人们称为“维生素的宝库”，不仅有助于防癌，还能缓解女性更年期症状。

预防子宫内膜癌 3 分钟小动作

晨起小动作

下蹲，气运于腹，做腹式呼吸 3 次后，两手向前伸，学青蛙跳 5 ~ 10 次。经常练习可使气血运行通畅。

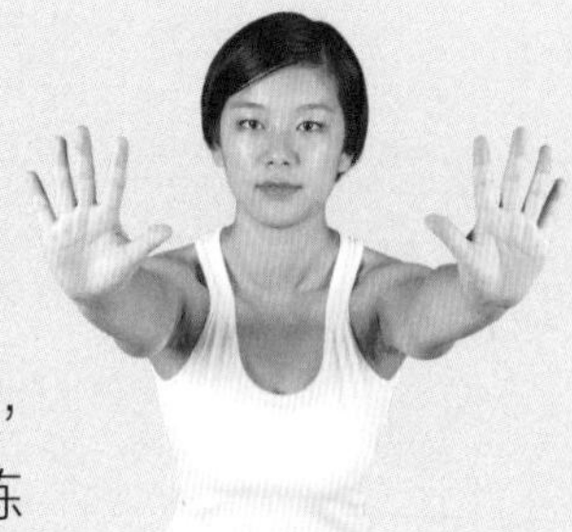

学青蛙跳跃，可调经理气，预防子宫内膜癌

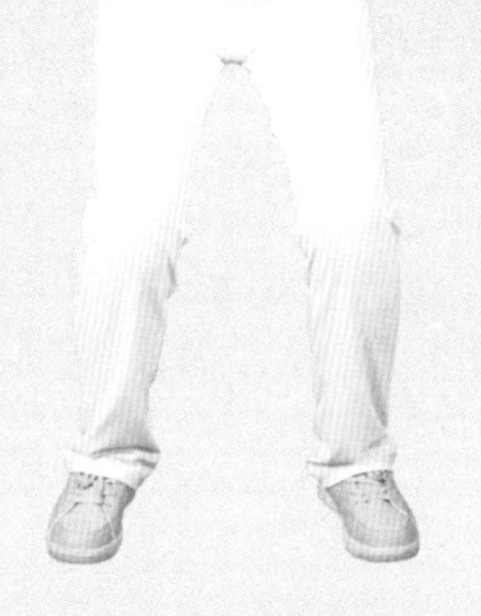

办公室小动作

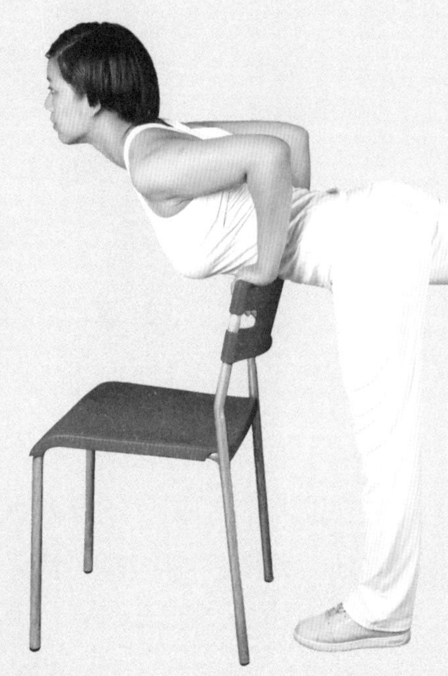

双手扶着椅背站立，慢慢将右腿尽量向后抬高，最好能在最高点停留 5 秒，再慢慢将右腿放下，换另一只脚做。反复做 10 ~ 20 次，可以促进子宫内部血液循环。

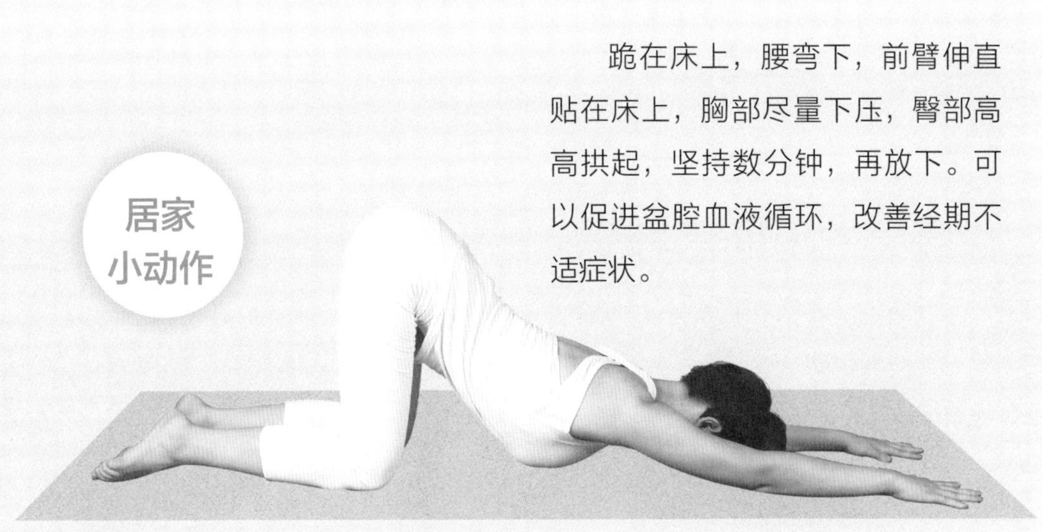

跪在床上，腰弯下，前臂伸直贴在床上，胸部尽量下压，臀部高高拱起，坚持数分钟，再放下。可以促进盆腔血液循环，改善经期不适症状。

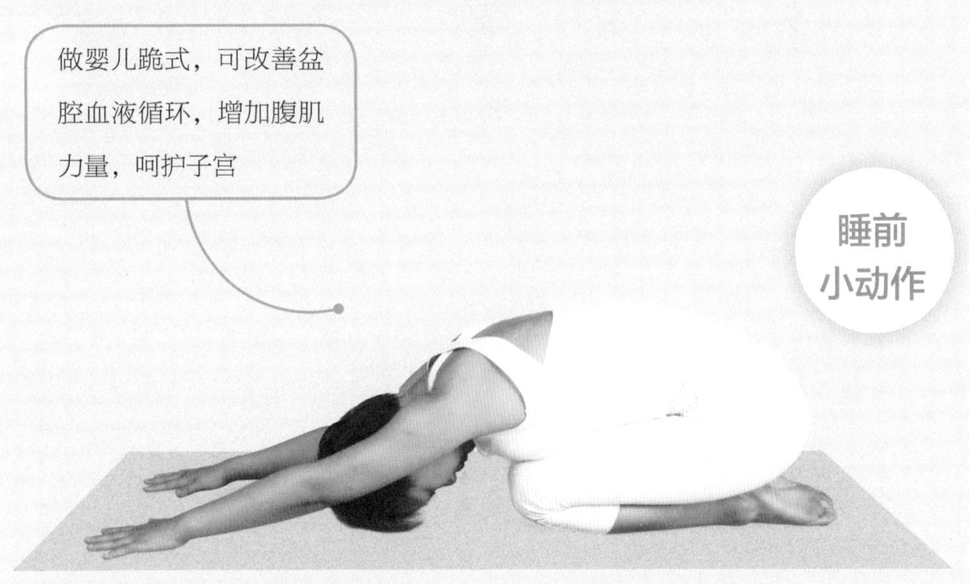

跪式，臀部坐在脚后跟上。吸气，慢慢向前俯身，双臂平放在地面，额头贴在地面，尽量舒展脊背，双手尽可能前伸，再保持 3 ~ 5 秒。呼气，回到原来的跪式。

预防大肠癌

大肠癌的早期信号

早期大肠癌治疗后效果非常好，5 年生存率是 90%。但是大肠癌症状与痔疮等疾病相似，因此很容易误诊，所以生活中要经常观察身体变化，及时发现大肠癌的信号。

排便习惯的改变

排便习惯的改变是大肠癌最常见的表现。与原来的大便规律相比，大便次数、时间以及大便的性质、形状都发生了改变。腹泻和便秘交替出现的现象可视为大肠癌的早期表现之一。比如：之前排便很规律，但最近很长一段时间里，腹泻或便秘的情况十分频繁；或者里急后重，总有排便不尽感。

杨力提示

哪些人容易患大肠癌

- 有家族性大肠息肉病史者，多发作于青春期，可能癌变于 40 岁后。
- 有乳腺癌病史者。
- 结肠息肉患者。
- 慢性溃疡性结肠炎患者。
- 有恶性肿瘤病史的人群。
- 血吸虫病多发区的人群。

大便性状的改变

血便是大肠癌的另一个早期表现，这是由于癌肿表面破溃或溃烂所致。右侧结肠癌出血，血液与大便相混，如果出血量少，仅为大便隐血试验阳性。而左侧结肠、直肠癌出血，血液常附在大便表面或便纸上，呈紫红色或鲜红色，容易误诊为痔疮而延误早期诊治。另外，大便形状改变，变细、变扁或有凹槽，是由于大便通过癌肿引起的直肠狭窄段所致，这也是直肠癌的早期信号。

阻挡大肠癌的明星食物

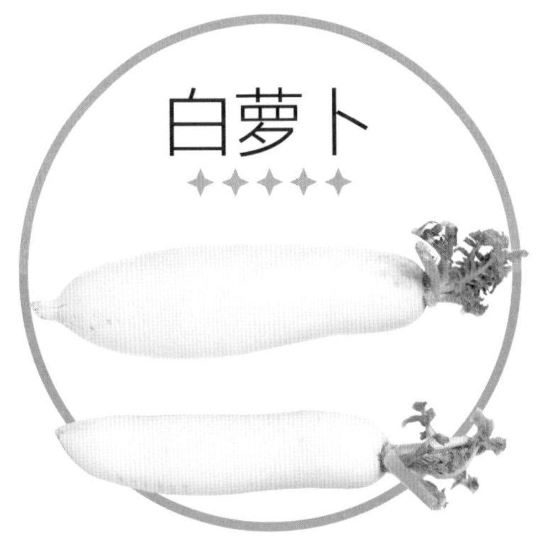

白萝卜中的糖化酶既可分解脂肪和淀粉，还能分解致癌物——亚硝胺，从而保护身体免受癌细胞的侵袭。白萝卜还含有木质素，能加速肠蠕动，促进排便。白萝卜中含有的芥子油能与多种酶作用，形成具有辛辣味的抗癌成分。

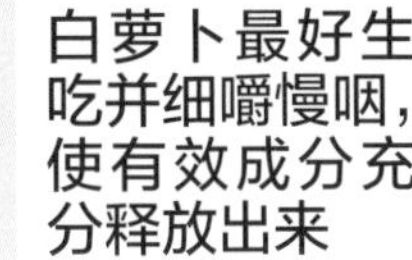

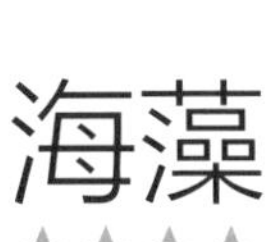

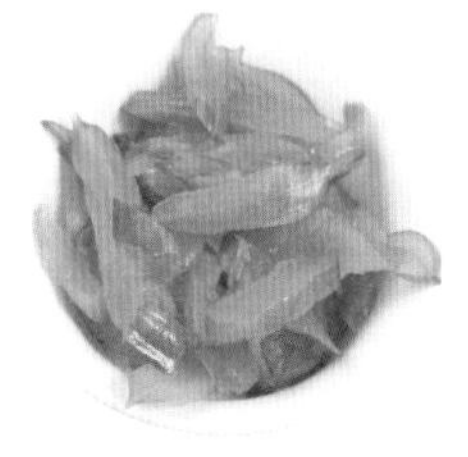

海藻中的多糖类对肠癌有一定的抑制作用。中医一直将海藻作为软坚散结之药应用于临床，也常配以海带等治疗消化系统的良性、恶性肿瘤。海藻食用前，先用清水洗泡一下，以 30 分钟为宜。脾胃虚寒者忌食海藻。

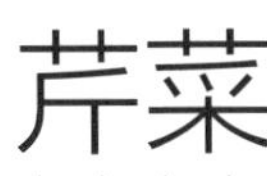

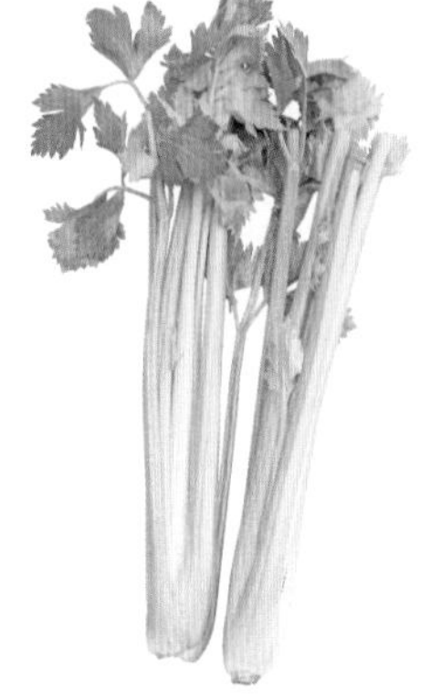

芹菜中含有的膳食纤维能促进肠胃蠕动，减少致癌物的生成；还能加快大便在肠内的运转时间，减少致癌物与肠黏膜的接触，从而预防肠癌。芹菜叶营养丰富，含有的胡萝卜素和维生素 C 对防癌抗癌有良好的辅助作用。

预防大肠癌 3 分钟小动作

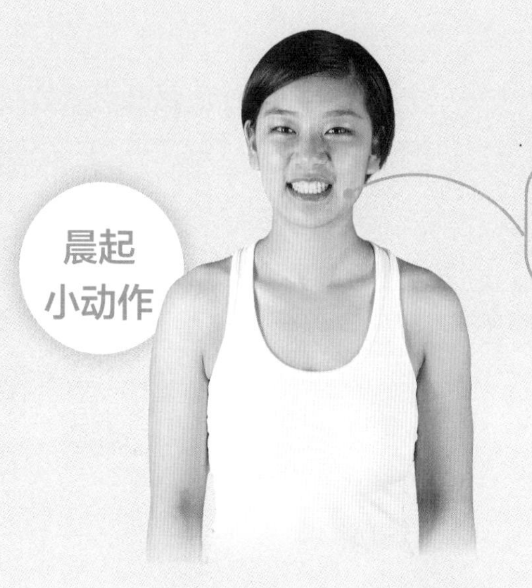

晨起叩齿，肠胃好，吃饭香

嘴微闭，上下齿相互轻叩，不必太用力，但牙齿互叩时须发出声响，叩 36 下。可固齿醒脑，加强肠胃吸收功能。

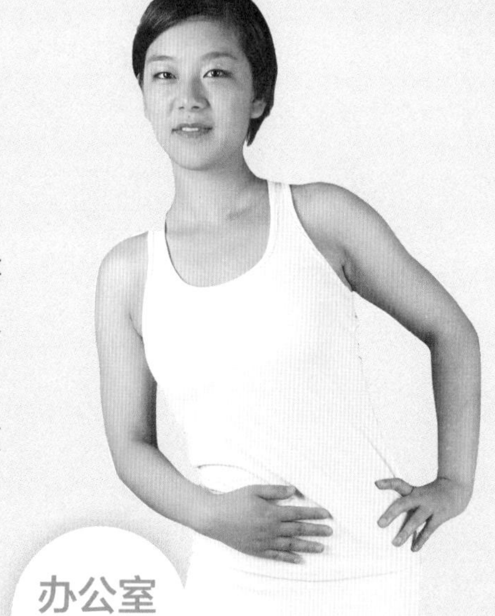

摆腰运动。当身体扭向左时，右手在前，左手在侧后，身体扭向右时，左手在前，在前的手轻轻拍打小腹，做 50 ~ 100 下。经常摆腰可强化肠胃，固肾气。

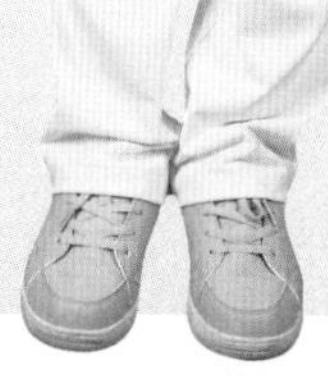

按压胃腧穴（背部中央稍下方，第12胸椎两侧，旁开1.5寸）。双手拇指同时按压或揉压两侧胃腧穴。有和胃降逆、健脾助运的功效。

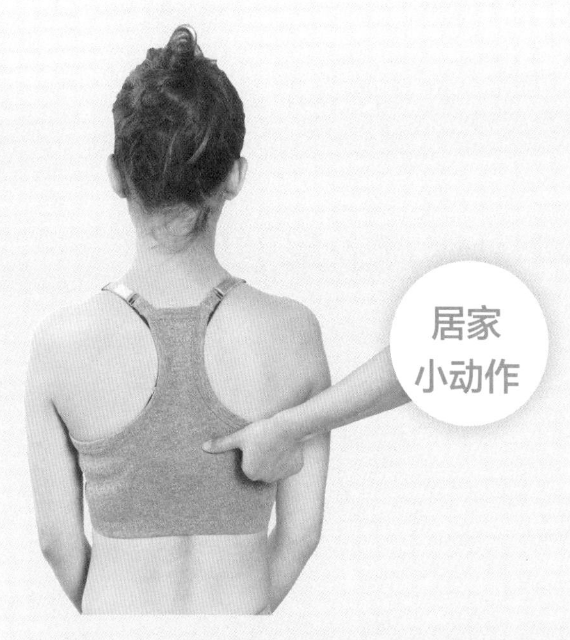

居家小动作

睡前小动作

按揉建里穴（上腹部，脐中上3寸，前正中线上）。每天睡前用拇指按揉建里穴10～15分钟，可呵护肠胃，预防大肠癌。

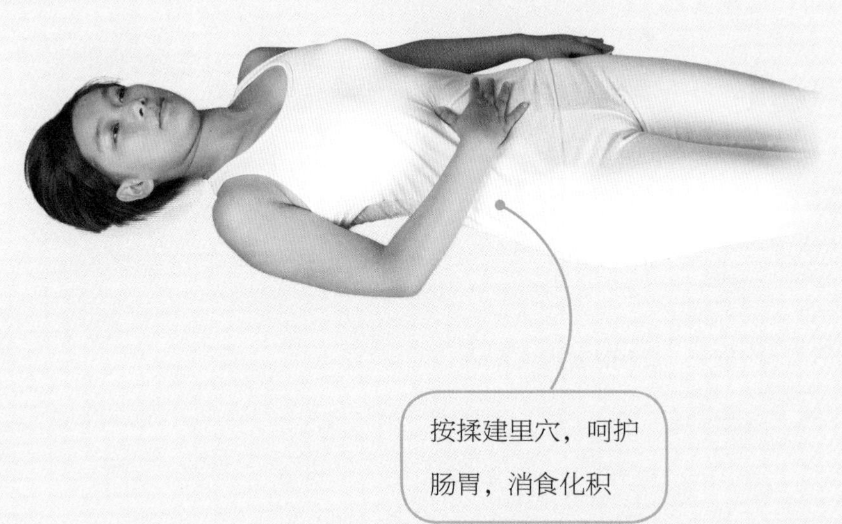

按揉建里穴，呵护肠胃，消食化积

预防甲状腺癌

甲状腺癌的早期信号

甲状腺癌是内分泌系统中最常见的恶性肿瘤，包括不同的类型，发展过程和转移途径相差很大，有着截然不同的临床表现。甲状腺癌的治愈率较其他癌症高，所以最好是早发现、早治疗，如果发生了淋巴转移，或转移到肺、骨骼等，就会降低治愈率。因此，对于甲状腺癌是如何一步步发展起来的要有充分的认知，防患于未然。

初始：甲状腺结节

甲状腺癌发病初始是以甲状腺结节为主要表现，与良性甲状腺瘤相似，难以分辨。

发展：肿块变硬实

肿块（结节）变得非常硬实，此时要尽早就医诊治。

肿块迅速变大，继续变硬

肿块迅速变大，继续变硬，无痛感，手触检查时能感觉到肿块活动受到限制。

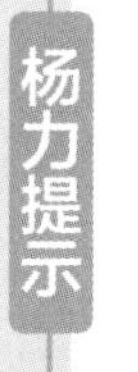

哪些人容易患甲状腺癌

- 生活在碘缺乏或富碘环境的人。
- 甲状腺疾病与遗传有很大的关系，特别是母亲、奶奶、姑姑、姨妈等患有甲状腺肿、甲亢、桥本甲状腺炎，后代患有此类甲状腺疾病的概率比一般人大。
- 自身免疫缺陷的人，常会同时患有甲状腺疾病和自身免疫性疾病。

继续发展：出现压迫症状

继续发展会出现压迫症状，如呼吸困难、吞咽障碍；如果肿瘤侵犯了喉返神经，还会引起声音嘶哑。可能会发生转移，此时治疗比较棘手。

阻挡甲状腺癌的明星食物

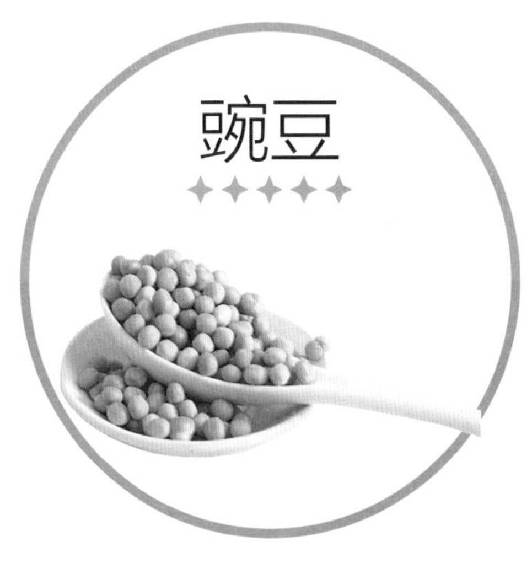

豌豆

豌豆含有植物凝集素等物质，具有抗菌消炎的功能；豌豆中含有类胡萝卜素，有助于稳定细胞膜、减少癌细胞的生成。

烹制豌豆时不宜加碱，以免破坏其中的营养物质。豌豆适合做配菜食用。

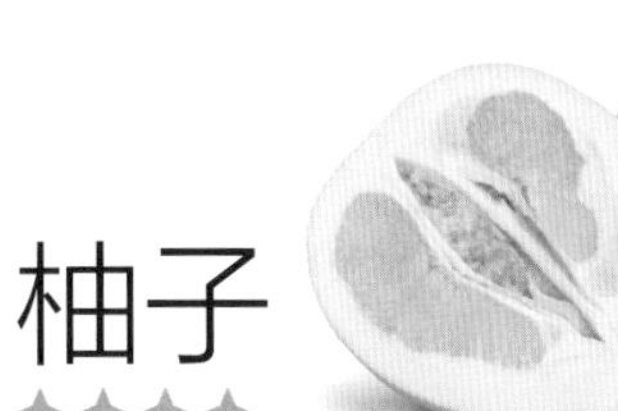

柚子

柚子可以为身体补充维生素 C、钾等，有助于提高抗病能力，防治甲状腺癌。同时，柚子中含有的维生素 C 还有助于降低血液中的胆固醇，预防动脉粥样硬化。

服药物时应避免食用柚子，因柚子中含有一种活性成分可以干扰多种药物的正常代谢，从而影响药效。

三文鱼

三文鱼富含钾，可以缓解紧张情绪，避免因压力过大而加重甲状腺结节病情，预防甲状腺癌变；其含有的优质蛋白质、硒能提高人体的免疫功能，增强身体素质。三文鱼宜烹至七八成熟，这样味道既鲜美，又可去除腥味。加热时间如过长，肉质会变硬。

过敏体质者不宜多食；尿酸过高或痛风患者不宜多食；高血压患者不宜多食烟熏三文鱼。

预防甲状腺癌 3 分钟小动作

晨起小动作

两脚开立同肩宽，昂首挺胸，双手五指并拢，用左手拍打右肩，用右手拍打左肩，每侧拍打 60 次。

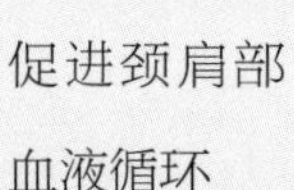
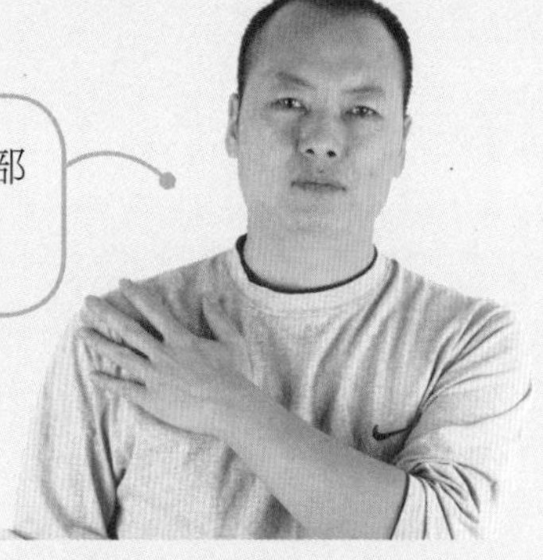

促进颈肩部血液循环

办公室小动作

自然站立，用双手掌心拍打前心区 10 次。可缓解压力，呵护甲状腺。

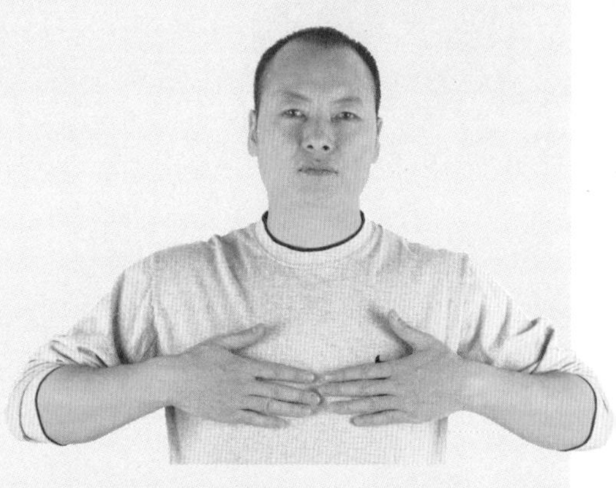

居家小动作

用小棉棒沿着手部甲状腺反射区从手掌向手指方向推 1 分钟左右。有助于调理甲状腺功能。

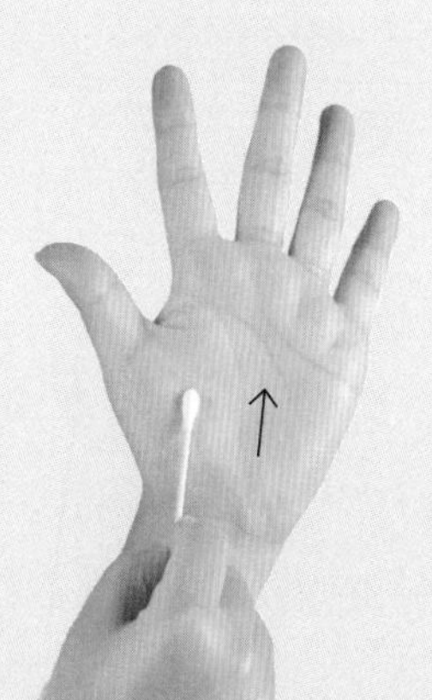

睡前小动作

用食指与拇指同时按揉两侧人迎穴（在颈部，喉结外侧约 3 厘米处）2 ~ 3 分钟，手法轻柔，以有酸胀感为度。可促进喉部气血流通，缓解甲状腺结节带来的不适。

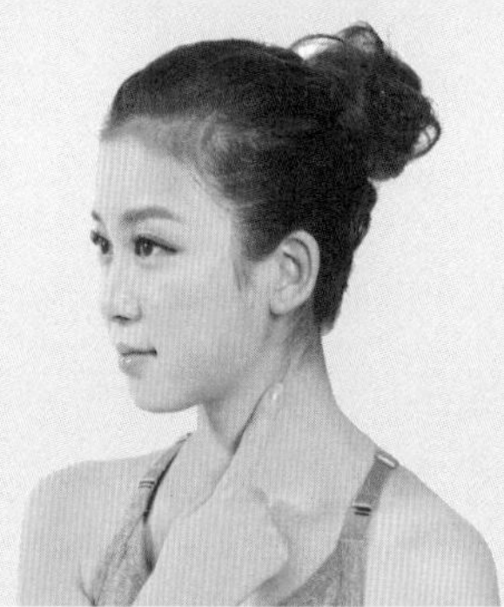